写给身体的情书

侯景丽◎著

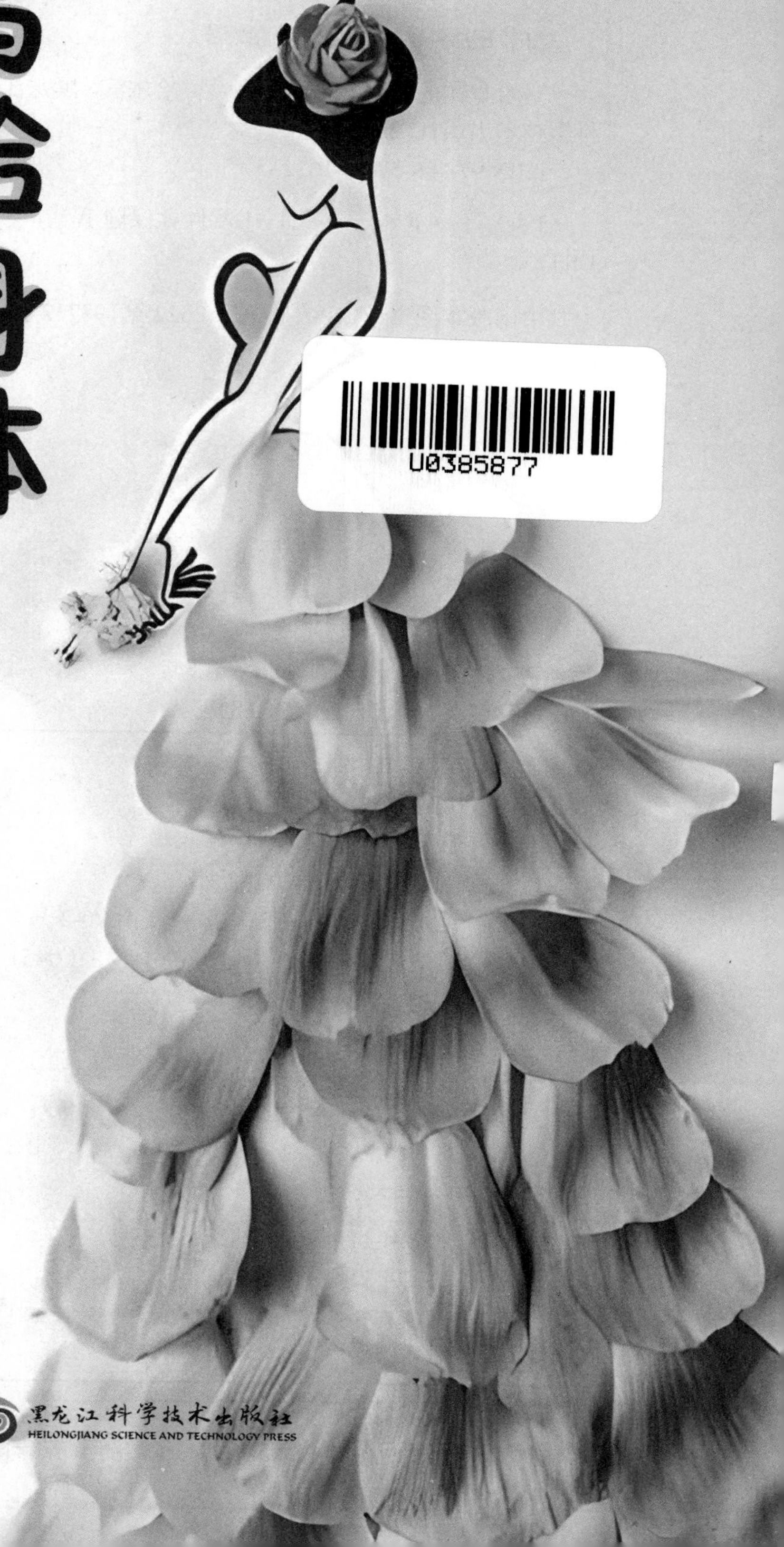

身体是我们需要用一生去守护的爱人，她温柔脆弱却又坚韧而潜力无限，她如花似水、万种风情且神秘莫测。对身体的百般呵护，就是我们用尽全部心血与巧思给身体写的一封浪漫的情书。

黑龙江科学技术出版社
HEILONGJIANG SCIENCE AND TECHNOLOGY PRESS

图书在版编目（CIP）数据

写给身体的情书 / 侯景丽著. -- 哈尔滨 : 黑龙江科学技术出版社, 2022.11

ISBN 978-7-5719-1672-5

Ⅰ. ①写… Ⅱ. ①侯… Ⅲ. ①女性－保健 Ⅳ. ①R173

中国版本图书馆CIP数据核字(2022)第198712号

写给身体的情书

XIE GEI SHENTI DE QINGSHU

作　　者　侯景丽

责任编辑　焦　琰

封面设计　正尔图文

出　　版　黑龙江科学技术出版社

地址：哈尔滨市南岗区公安街 70-2 号　邮编：150007

电话：（0451）53642106　传真：（0451）53642143

网址：www.lkcbs.cn

发　　行　全国新华书店

印　　刷　北京市通州兴龙印刷厂

开　　本　170 mm × 240 mm　1/16

印　　张　14.75

字　　数　220 千字

版　　次　2022年11月第1版

印　　次　2022年11月第1版

书　　号　ISBN 978-7-5719-1672-5

定　　价　58.00 元

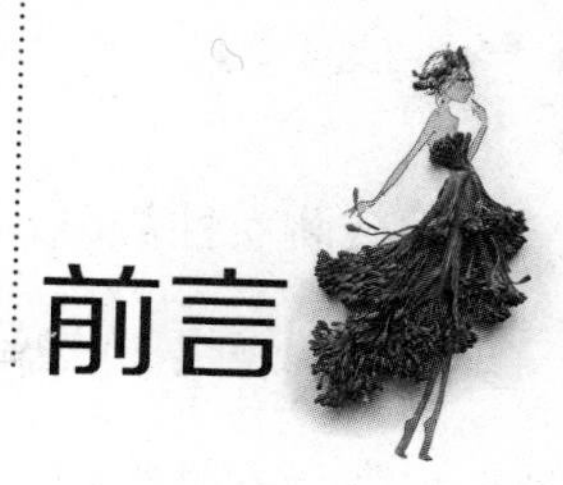

前言

亲爱的身体：

这一路的风风雨雨有你的陪伴，是我的幸福。你的健康是我最大的快乐。希望这份承载爱心和关怀的小礼物，能够给你带来更多的改变，在把祝福传递给你的同时，也让我深深的爱意陪伴在你的左右。

爱你的自己

女性是美丽的代言人。只要一提起女人，就会与美丽联系在一起。女人如花的容颜，清风般掠过的笑容，轻盈玲珑的体态，冰雪聪明的智慧，温婉雅致的性情，润泽万物的母性情怀，无一不在烘托女人美丽的特性，无一不在诠释着女人丰富的内涵。女人如花，美丽多姿却也娇柔脆弱，需要精心养护。对于现代女性而言，已经很少有单纯“主内”这种说法，绝大多数的女性都是家庭、事业两手抓，承受的压力和繁忙程度也可想而知，身体出现问题的风险也大大增加。

据调查，我国每年约有 20 万女性患乳腺癌，其中 4 万左右的女性会被乳腺癌夺去生命，而这还不包括患乳腺增生、乳腺炎等其他乳腺疾病的女性。约 4 位女性当中就会有 1 位女性出现子宫问题，无论是子宫肌瘤、子宫内膜异位，还是子宫问题带来的痛经、白带异常等各种妇科疾病，都

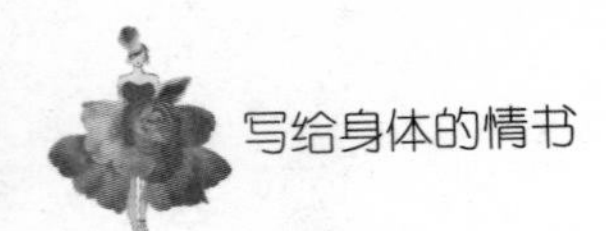

严重威胁女性健康；约 70% 的女性在 45 岁左右会遭受更年期的困扰，出现更年期燥热、眩晕，以及心悸等问题，这与气血不调密切相关。

鉴于女性疾病会不定时地侵袭，加之女性朋友从青春期、孕产期到中老年期的每个阶段，身体都要经历比男性更多的变化和考验，女性朋友更应该时刻关注自己的身体健康。毕竟只有更加关爱自己，才能有健康的身体、愉悦的精神和幸福的生活。其实，生活向来是公平的。“有付出才会有回报”，如果我们没有很好地对待自己的身体，经常忽略保持健康的一些小细节，那么身体就不会回馈我们以健康和快乐；如果我们在生活中能够注意到一些应该注意的细节，那么我们就有理由相信，那些小至令身体略感不适的毛病，大到可以带来生命危险的疾病都不会威胁到我们。

面对身体的种种健康问题，只有一颗关爱的心是远远不够的，女性朋友更需要掌握一套专业健康知识来帮助自己。本书采用流畅优美的语言阐述各个器官的“需求”，让女人在阅读中发现健康之道。当女人真正地了解了自己的身体，再来关爱自己时就能够事半功倍。本书告诉女性在追求美丽的同时要如何保持健康：饮食健康、运动健美、生活健康、生理健康、心理健康；告诉女性在追求美丽时，要如何进行肌肤保养、美容化妆、美体塑形；告诉我们幸福的女人最美丽，幸福是值得我们用心去营造和呵护的。女人想要关爱自己，首先要让健康与自己做伴。翻开这本书，就可以全方位地了解自己、呵护自己、关爱自己。

身体是女性健康的“秘密花园”，拥有健康的身体资本，女人才能美丽到老，也只有身体好了，幸福、快乐、财富才能跟着到来。所以每一位女性都要积极养护自己的身体，让自己活得健康快乐、光彩照人。

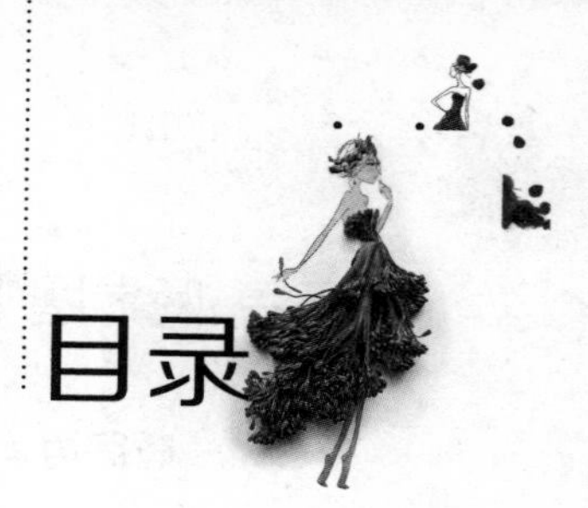

目录

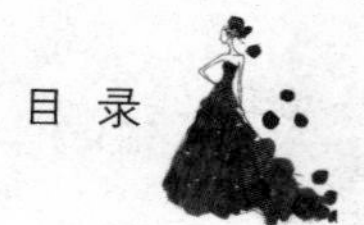

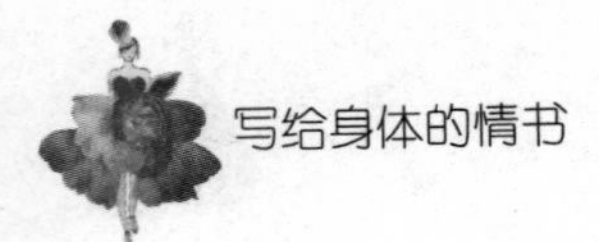

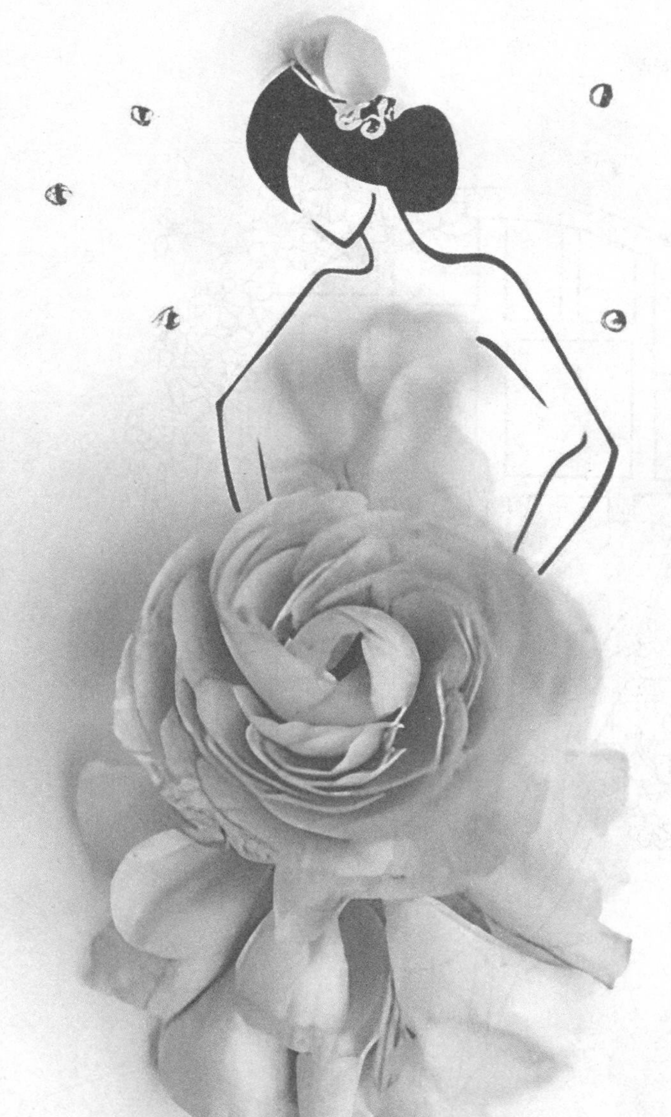

第一章 健康的基调

现代女性都活成了超人，承受着职场、家庭、婚姻、人际关系、孩子教育等各方面的压力。我们的身体因精神压力过大、精力过度透支而长期处于亚健康状态。长时间的工作、饮食不规律、生活节奏紊乱等因素严重威胁着女性健康。女人想要享受生活的愉悦，写就人生的精彩篇章，就必须把握人生健康的基调。

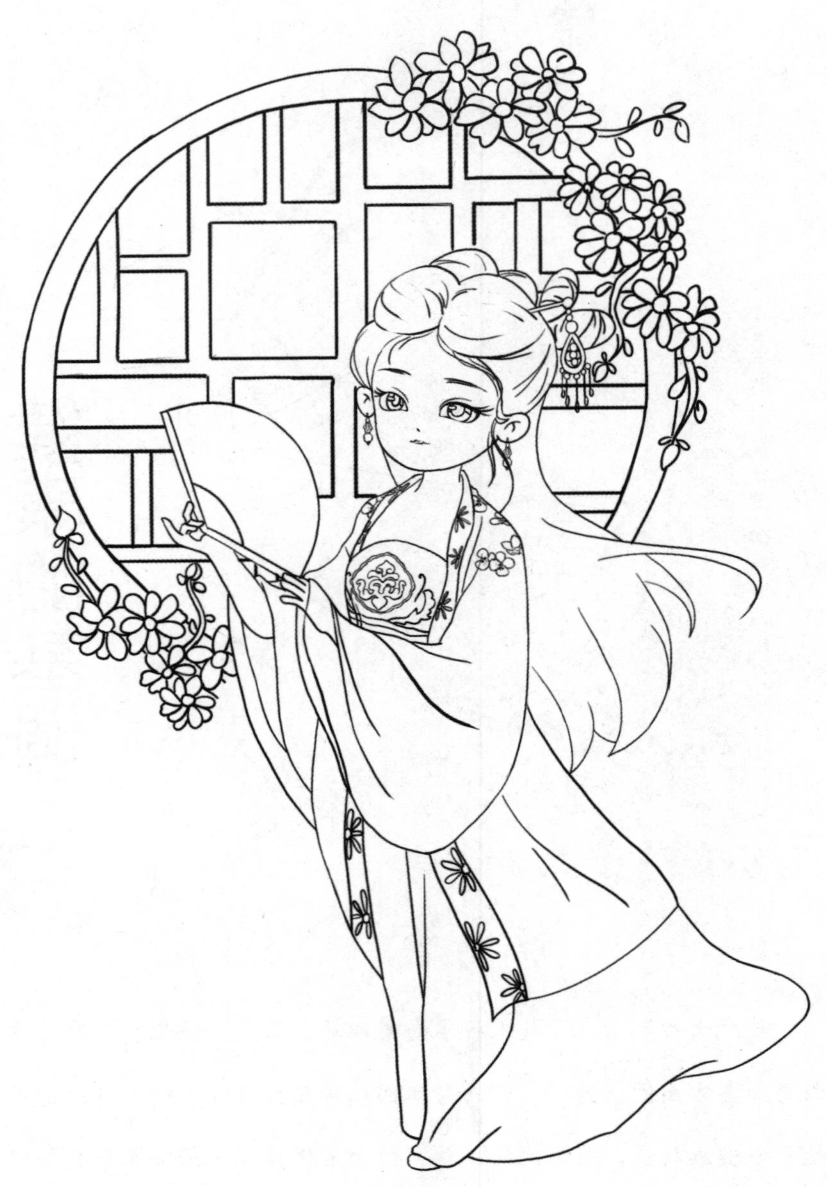

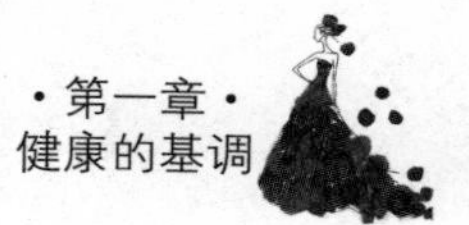

§把健康始终排第一

什么是健康？很多人对此没有具体的概念，更没有具体要求。或许有些人认为吃好、喝好、玩好，那就是健康。其实，在某种程度上，健康如同幸福值一样，它貌似没什么特别框架，可它体现在一个“能”字上。如果我们的身体不能这样，不能那样，那么，这就意味着我们的身体出现了问题。

健康的身体是“1”

女性既要在社会上承担一定的工作，又要在家庭中充当“主心骨”，照顾一家老小的生活起居。随着生活节奏的加快，女性面临的工作和生活压力越来越大，很多女性常常无暇顾及自己的身体，使得健康问题不断升级。作为女性，我们自身的健康不仅关系到我们本身，更关系到整个家庭，甚至是几代人的健康。所以，我们更应该多了解自己的身体状况，专注于自己的身心健康，这样才能预防疾病的发生，获得幸福美好的生活。

世间万物，我们都可以用阿拉伯数字来表示，健康是“1”，事业、财富、婚姻、名利等都是后面的“0”，失去健康，一切都是“0”。人生圆满为 100 分，对于一个人而言，如果没有健康这个“1”，其他条件再多也只是“0”。没有健康就没有一切，所有的“0”都是健康的外延和扩展。

德国哲学家叔本华曾经说："我的幸福十分之九是建立在健康基础上的，健康就是一切。"短短一句话，已经非常明确地告诉我们，拥有健康的身心才能让幸福成为可能。假如没有身体和心灵的健康，即使拥有再多的财富、再大的权力、再高的职位、再好的人缘……相信幸福并不会持久，人生更不可能会有什么意义。

不可忽视健康信号

在竞争日益激烈的社会环境下，有很大一部分人把追求事业成功和金钱的积累作为人生中最大的愿望，却往往忽视了健康。殊不知，一旦健康出现问题，不仅积累多年的财富会拱手送给他人，而且身心也会遭受无尽的痛苦和折磨。我们经常会看到一些成功人士，他们事业有成，本来可以很好地享受生活，却不幸英年早逝。究其原因是多数人过于追求事业，过度劳累而积劳成疾。其实，事业的成功、金钱的积累固然重要，但如果没有了健康，一切都毫无意义。

假如，人生是一架天平，一端放健康，另一端放名利和财富，任何一端过重或过轻，都会导致不平衡而影响我们的生活质量。

史蒂夫·乔布斯这个影响大众生活的人物，他的人生足够传奇、辉煌。乔布斯用他的雄心壮志成就了自己的梦想，也让苹果公司从一个小公司飞跃成为世界500强的大企业。这样的风云人物，人生却在56岁戛然而止。他的财富、名利，他所享有的一切，与他再也没有任何关系。

由此可见，只有拥有健康，人生才能很好地延续下去。相反，失去了健康，再多美好也将难以持续。因此，从现在起，珍惜、重视身心健康，让生命充实、长久，人生才会一直幸福下去。

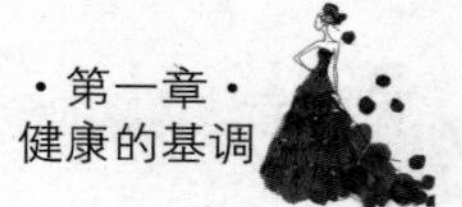

健康悄悄话:

现在，许多人往往把正常的家庭生活排在最后，总想着先把事业做好，把经济基础打好，再回过头来享受生活。其实，抱有这种打算的人一开始就错了，特别是女性。没有健康的身体，又如何享受美好的生活？女人一定要关注自己的身体健康，远离不健康的生活方式，不要为了未来而透支健康，因为只有健康的身体才是最宝贵的财富。如果没有健康，人生的一切都是浮云。

§健康，美丽的基石

对于女性来说，如果自己身体健康的话，就能让自己的家庭更温馨、和睦，给自己带来无限的快乐，带来心灵的慰藉；但有人不惜以身体健康为代价，去换取事业、金钱等，导致毕生追求的很多东西到头来都是浮云。

对于现代社会的女性来说，健康是美丽的基石。人们只有通过科学的养生保健，才能身心健康，只有健康，才有漂亮，漂亮是健康的标志之一。

美丽的基础——健康

有人说，谈到女人就好像是看书，好的书籍应该内涵丰富，真情自然流露，无须修饰。健康美丽的女人，精力充沛，随时流露出自然大气，像一本赏心悦目的书。健康不仅是美丽的前提，也是事业成功的根基、生活幸福的垫脚石。

中国许多女性要兼顾职业与家庭，每天又忙又累，跟“女超人”似的，每根神经都紧紧地绷着，无法让自己身心放松。

在这样快速发展的时代，女人在快马加鞭地追求经济独立中，逐渐失去对身心细心雕琢的耐性，健康这笔巨大的财富被当作“废物”抛之脑后：

快速奔跑的目的，是为了让自己和家人健康、快乐、幸福，让我们生活得更美好。

女人虽然说是个流血一周仍鲜活的“生物”，却不是一台永远转动的“机器”。长期透支健康，女人将提前退出自己的舞台，不再鲜活。作为女人，既要优雅从容地奋斗在工作岗位，又要健康美丽地活跃在生活中。当我们乐于工作时，也应该享受生活的闲暇。前提是女人需要一个健康的身心，才能成为美丽的多面手。健康是女人生活的动力，也是一生富足的源泉，拥有它才能长久快乐地生活。

健康是日积月累的成果

人的一生，本来就是一个循序渐进、不断变化的过程，它主要体现在不同时期的身体、心理所呈现的不同特征。

生活中，我们是否只在意外在的华丽而忽略了身体健康？希望女人树立实用的健康观念，对健康有全新的认知。没有了健康，生命便会失去所有色彩，变得没有任何意义。

如果我们想拥有较强的机体免疫力和充沛的精力，请好好地爱惜自己的身体，释放自己的情绪，不要让自己过于疲惫；要舒缓生活中的压力，让日子有条不紊地度过。养成良好的生活习惯，比如早睡早起，拥有良好的睡眠；进食新鲜、有营养、无激素的食物，规律地滋养身体；制造并享受生活中的小乐趣，有效调节不良情绪；选择适合自己的有氧运动，促进血液循环，增强免疫功能，延缓容颜衰老。开心、健康的女人，对生活时时充满爱，对未来时刻充满自信，优雅美丽不过就是水到渠成的小事儿。

健康悄悄话：

女人一生中会遇到不同的风景，把女人比作鲜花，当她健康时即美丽盛开，四周的风景会很美；当她生病时即枯萎，四周的风景会变得暗淡起来。女人，生命中最重要的事是健康。呵护身体，珍惜健康，快乐、幸福才能永远相伴。

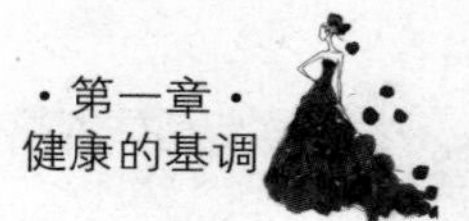

§女人的健康标签

在生活中，女人是一道靓丽的风景线。贾宝玉说："女儿是水做的骨肉，男人是泥做的骨肉。"女人的面容皎洁细致，体态柔美婀娜。但现实生活中，很多女性一味地追求美丽而无视健康，让健康亮起了红灯，从而让美丽大打折扣。其实，健康才是美丽最好的化妆品。

都说女人如花，需要特殊的呵护。原因在于我们女人有着特殊的身体构造，健康更容易受损。等到年逾花甲之时，各种健康问题就会接踵而至，那么，怎样判断我们是否健康，标志有哪些呢？现在就让我们对照看看。

吃得好，睡得香

对于我们女人来说，饮食和休息都至关重要，吃得好，睡得香，身体才会健康。"吃嘛嘛香"，说明脾胃很健康，并且体液充足，胃气正常，味蕾没有受到任何影响。如果哪一方面出现问题，食欲就会下降，口味方面也会出现异常，变得不爱吃饭。尤其是进入更年期之后，如果胃口依然很好，那就说明身体还是十分健康的，消化系统非常好；如果晚上睡觉时能很快入睡，并且很少出现多梦的症状，那就说明自己的精神状态好。因此，胃口好，睡眠也好的女性，寿命通常会比较长。这是因为优质的睡眠

能够提高人的免疫力。相反，如果睡眠质量不好，身体抵抗力必然下降，身体健康就会受损。所以，吃得香，睡得好，是我们身体健康的重要标志之一。

尿液清澈，颜色正常

如果一个人排出的尿液是清亮的淡黄色，那么说明他的肾脏是健康的。反之，如果尿液发黄，说明其可能患有炎症或者妇科病，应该去医院检查；如果尿液是蓝白色的，说明体内水分过多，导致身体盐分和电解质大量流失。

我们可以通过观察晨尿来判断自己的健康状况，如果早上起床的晨尿是清澈的，没有太多的泡，那就说明肾脏是比较健康的。如果尿液很黄很浓稠，那么我们就要注意了，可能是身体出现问题，首先是检查妇科，其次就是肾脏。

排便规律，形状正常

如果我们排便有规律，没有出现便秘的现象，且便中不带血、不干硬，也不稀，说明我们的身体十分健康，消化系统功能也很正常。通常来说，长寿的女性有着较为健康的消化系统，极少会出现便秘的情况，并且大便的形态和颜色也是正常的。

头发、指甲没有异常

如果身体是健康的话，那么我们的头发便会是乌黑而带光泽的，指甲也是红润而有光泽的。但如果头发出现大量脱落、指甲软且容易断，那我

们就要重视了，要去医院检查一下是维生素缺乏还是肝胆问题。

身上有了伤口容易恢复

如果平时不小心留下一些小伤口，而这些小伤口能很快愈合，说明我们的身体有着较强的凝血功能，并且血管是健康的。一些经历过剖宫产的女性，如果刀口愈合得快，那么产后恢复得也会比较快，这就说明体内的凝血功能和造血功能都非常好。这同样是女人身体健康的一个重要标志。

月经周期正常

月经正常，代表我们有着健康的生殖系统。反之，如果月经出现紊乱，经量时多时少，并且白带增多，我们就应该及时就医治疗。月经正常也是女人身体健康的一个重要标志。事实上，很多妇科炎症都是由月经不正常引起的，月经是能够反映出女人生殖系统问题的。如果女性的月经正常，没有出现经量过多或者过少以及痛经的情况，说明生殖系统状态比较好；如果存在各种月经问题，就要引起注意了，平时要注意保暖，不要贪凉，还需要专业的月经调养。

体重标准，赘肉少

体重标准也是健康的一个重要标志。如果我们体态臃肿，腰间赘肉横生，不仅影响我们身材的美观，还会增加罹患高血压等病的概率。因此，我们一定要严格控制自己的体重，既不能追求过瘦，也不要太胖。体重不超标，并且身材匀称，才是健康的。

健康悄悄话：

在生活中，如果符合上述七个健康标志，那么这是一件非常值得高兴的事，说明我们的身体很健康。我们需要做的就是继续保持，如此才能健康。一个女人美丽不美丽，不能单看她的外表，综合地从全身的一些健康标志来判断才更为科学。

§加固免疫力“防线”

俗话说:“千好万好，不如身体好。”对于现代人而言，大家对健康的要求已超过物质享受。中医一向有“正气内存，邪不可干”的说法，也就是说，正是体内“正气”足，一个人才会少生病。因此，我们想要身体强壮，就要加固免疫力“防线”。

人的免疫力有多重要？此次新冠肺炎疫情让我们对免疫力有了新的认识。研究人员得出一个结论：自身免疫力弱的人更容易感染，自身免疫力强的人发展为重症的少，即便被感染，治愈的概率也更大。

为什么感染者会表现出不同的症状呢？这取决于两个方面，自身免疫力的强弱和感染病毒的数量。

免疫的三大作用

免疫的第一大作用是大家很熟悉的防御传染。防御传染过程就是机体排除和消灭入侵病原微生物和中和毒素的过程。当病毒侵袭、损伤机体引起传染时，必然伴随有机体抵御病毒而产生免疫的过程。可见，传染和免疫是共存于机体的一对矛盾的两个方面。

免疫的第二大作用是自身稳定。这是指机体清除损伤或衰老的细胞，以维持机体内环境稳定的功能。在这里，免疫又扮演着一名勤勤恳恳、任劳任怨的清洁工的角色。清洁工是用什么工具来做清洁的呢？吞噬细胞就是最得力的工具了。

免疫的第三大作用是免疫监视。免疫监视是机体识别和清除体内突变的异常细胞（例如癌细胞）的功能。

人体的防火墙

电脑为了不受病毒感染，采用了防火墙技术。人体为了抵抗病毒的袭击，也有一道天然的防火墙，那就是我们的免疫系统。

免疫系统是机体执行免疫应答及免疫功能、抵御外界病菌侵犯的重要防御系统，具有免疫监视、防御、调控的作用。这个系统由免疫器官（骨髓、胸腺、脾脏、淋巴结、扁桃体、阑尾等）、免疫细胞（淋巴细胞、单核吞噬细胞、中性粒细胞、嗜酸性粒细胞、嗜碱性粒细胞、肥大细胞、血小板等）和免疫活性物质（补体、免疫球蛋白、干扰素、白细胞介素、肿瘤坏死因子等）组成。

提高免疫力

免疫力如此至关重要，那么我们应该如何提高免疫力呢？一是饮食方面，营养要全面、均衡。适量食用富含蛋白质、维生素及微量元素的食品。二是经常锻炼，包括有氧运动，比如游泳、爬山、骑自行车、慢跑等。三是适度劳动，劳逸结合，这也是确保我们身体健康的一个有效方法。四是戒烟戒酒，因为烟酒会损伤我们的身体，降低人体的免疫力。五是确保心理健康，当感觉到有压力时，我们要抱着一颗平常心，把压力看作是生活中不可分割的一部分，并学会减压。六是及时补充锌元素。

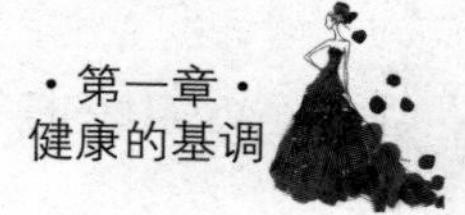

健康悄悄话：

我们每个人都有天然免疫力，而且免疫功能差别不大。天然免疫力受遗传因素的控制，是可以遗传的。天然免疫，就好像是一张大网，当遇到病原微生物的时候，它就马上发挥作用。女性朋友要从生活的方方面面加以重视，维护自己的天然免疫力，并提升后天得来的免疫力，活得健康而美丽。

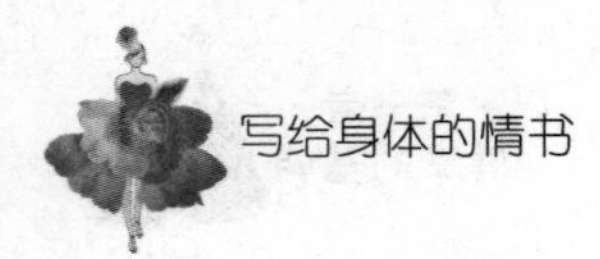

§让健康的芬芳由内而外

新时期的女性和传统女性迥然不同，她们独立、干练，已经能够独当一面，承担起家庭和工作的双重压力。但加班、熬夜、各种家务、累心的子女教育以及交际应酬时刻威胁着她们的健康，关注自身健康的问题已经迫在眉睫。

健康并不仅仅指身体不虚弱或没有疾病，而是要达到身体健康、心理健康、适应社会的最佳状态。要让健康的芬芳由内而外地散发，我们女性就要增强自我保健意识，养成良好的生活习惯，摒弃不健康的生活方式。从身体、心理、人际关系等多方面塑造健康女性的形象，成为一个美丽自信的女性。

女性心理健康的定义

当女性的身体健康得到保证之后，还需要注重心理健康。女性心理健康要达到“三良好”的标准才能算是保持了良好的精神健康状态。心理健康是指整个心理活动和心理特征相对稳定、相互协调，它以生理健康为基础，同时高于生理健康，是生理健康的发展。

世界卫生组织给健康下的定义是，“健康是指生理、心理及社会适应能力三个方面均处于良好的一种状况，而不仅仅是指没有生病或者体质

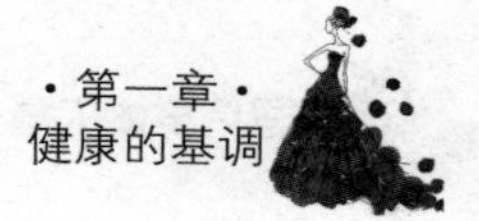

健壮”。

现代女性要满足以上标准，才能算得上是健康的女性。女性要对照自身，看看自己是否已经符合健康的标准。假如达到了，请继续保持，没有达到，那么请再加一把劲，努力加入健康女性的行列。

维护女性心理健康的三个关键时期

判断一个人是否健康，不仅要看其身体健康程度，还要看其心理健康状况。女性青春期、青年期、中年期、老年期的心理特点各有不同，这些年龄阶段会出现哪些心理问题以及如何调适，很多女性并不清楚，其实维护、保持女性的心理健康很简单。女性要知晓如何应对各个年龄阶段的心理问题，为心理健康保驾护航，只需从以下三个关键时期做起，即可让我们轻松守住健康。

1. 青春期。在这一时期，女生面临的学习压力过大且情窦初开，身体和心理均会发生较大变化，应该定期接受青春期性知识教育及心理健康咨询。

2. 孕期。孕期健康对女性来说非常重要。女性在孕期应该积极看待各种压力事件，改变思维方式，以保证身体、心理的健康。

3. 更年期。有些女性会在更年期出现失眠、烦躁等症状，这时应该及时到医院就诊，同时咨询心理医生，学会调节自己的心理，保持健康的状态。

女性心理健康问题的治疗措施

1. 药物治疗。目前治疗心理问题的药物很多，主要有 β－肾上腺素受体阻滞剂、抗抑郁药等。具体服用何种药物，必须在医生指导下选择。

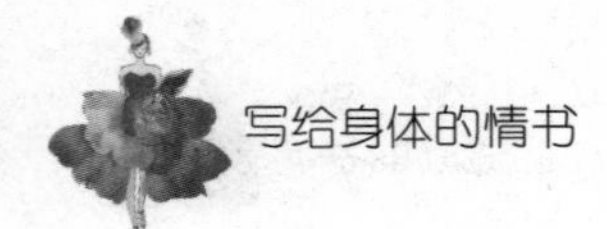

2. 心理治疗。心理治疗可指导我们正确对待病因，增强我们治疗的信心。我们要合理地安排工作、学习时间。请家属和有关方面共同配合治疗，我们不宜在家全休，否则会加重焦虑不安的症状。

3. 树立自信心，自我治疗。自信心是治愈心理疾病的必要前提。我们必须充分相信自己的能力，降低甚至消除自卑感，正确评价自己，接纳自己。

4. 自我发泄。有时我们会对过去经历过的情绪体验或突发的欲望进行压抑，而这些被压抑的情绪体验并未消失，它潜伏在潜意识中，从而引起了疾病。在这种情况下，我们应该把潜意识中引起痛苦的事情诉说出来，用适当的方法进行发泄，减轻内在的心理压力和痛苦。通常发泄后症状可减轻或消失。

5. 一旦感到有某种身体的不适，比如心跳加快、头晕，同时伴有某种不祥的预感时，应立刻说“停止”。如果你曾经得过焦虑症或正处在焦虑症的发作期，可以在手腕上套一个橡皮圈，拉开橡皮圈，在我们说停止的时候放手，让橡皮圈弹一下自己的手腕。

6. 转移注意力。转移注意力就是把注意力集中在与自己目前的感觉无关的事情上，使自己无暇继续推测。转移注意力需要调动我们所有的感官去注意周围环境。例如，当我们走在广场上，突然有种隐隐的不安全感时，马上去注意广场周围有什么建筑，这些建筑有什么特点，以前进去过吗。如果以前进去过，那又是和谁一起去的，当时发生了什么事情等，最终使自己不再继续那种不安的感觉。

健康悄悄话：

“爱美之心，人皆有之”，每一个女人都希望自己永远青春靓丽、光彩照人，为了达到这个目的，我们就需要做好外在护理和内在养心两方面的事情。因为只有这样内外兼修，我们才能越来越健康、越来越漂亮，继而保持愉悦的心情，提高家庭生活质量。身体、心理上的疾病并不可怕，只要采取正确的方法进行治疗，就一定能够恢复正常。

§健康美丽的标准

随着社会生活水平的不断提高、健康理念的不断完善，我们越来越认可“有健康，才有美丽”这个理念。没有健康的身体，女性之美就不复存在。

长期以来，女性一直认为健康是指身体发育良好、机体功能正常、体格健全。其实不然，随着生物医学模式的转变，现在，人们对健康的本质有了更深层次的认识，开始意识到人在具有生物性的同时，还具有社会性。心理活动与生理活动对人的健康具有同样重要的意义。

健康是生命的基石，是幸福的前提条件，每个女人最大的资本就是健康的身体和亮丽的外表，女人的健康应该包括身体健康和心理健康两个方面。

女性健康的十条标准

世界卫生组织提出了健康的十条标准。这些标准充分体现了健康所包含的体格、心理的完好状态以及良好的社会适应能力。

1. 精力充沛，能从容不迫地担负起日常生活和繁重的工作而不感到过分紧张与疲劳。

2. 处世乐观，态度积极，乐于承担责任，事无大小，不挑剔。

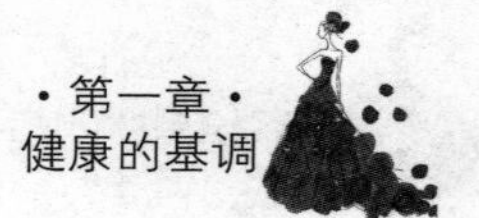

3. 善于休息，睡眠好。

4. 应变能力强，能适应外界环境的各种变化。

5. 能够抵抗一般性感冒和传染病。

6. 体重适当，身材匀称，站立时，头、肩部协调。

7. 眼睛明亮，反应敏捷。

8. 牙齿清洁，颜色正常，无龋齿，无出血现象，不疼痛。

9. 头发有光泽，无头屑。

10. 肌肉丰满，皮肤有弹性。

“五快”和“三良好”

上述十条标准还可以通俗地用“五快”和“三良好”来概括。

1.“五快”主要是指机体健康。

吃得快是指进餐时有良好的食欲，对食物不挑剔，这表明机体的各内脏功能正常，而非指吃饭速度过快。

便得快是指当机体有大小便的意念时，能很快排泄完，且便后感觉良好。

睡得快是指一上床就有睡意，不但能很快入睡，而且睡得好，睡眠质量高，睡醒后头脑清醒，精神饱满。

说得快是指思维敏捷，口齿伶俐。

走得快是指人走起路来步态轻盈。

2.“三良好”主要是指精神健康。

良好的个性人格是指情绪稳定，性格温和；意志坚强，感情丰富；胸怀坦荡，豁达乐观。

良好的处世能力是指观察问题客观、现实，具有较好的自控能力，能适应复杂的社会环境。

良好的人际关系是指助人为乐、与人为善，对人际关系充满热情。

给自己的健康评分

1. 通过日常行为检测。

以下各项介绍的是判断身体是否处于亚健康状态的测试方法，符合的计 1 分，不符合的不计分。如果得分超过 5 分，说明健康状况已经敲响警钟。超过 10 分，该好好审视自己的生活状态，需要做进一步的调整。

（1）早晨懒得起床；

（2）想不起朋友的具体住址；

（3）工作时老出错；

（4）说话的声音显得无力；

（5）不想与同事多说话；

（6）常常托着腮遐想；

（7）老觉得手发硬；

（8）常常感觉眼睛睁不开；

（9）经常不合时宜地打哈欠；

（10）公共汽车来了，也不想跑着赶上去；

（11）爬楼梯时常绊脚；

（12）不愿意跟领导或者熟人见面；

（13）有时间就喜欢喝茶或饮料；

（14）不想吃油腻的东西；

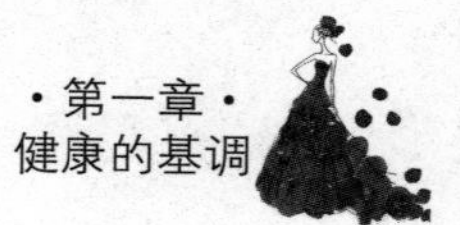

（15）想吃辛辣食物；

（16）体重突然下降；

（17）常便秘或者肚子不舒服；

（18）晚上越数数越难入睡；

（19）想把脚放在桌子上；

（20）爱吸烟。

2. 通过指甲的状况检测。

（1）指甲上有数条明显纵纹。表示人长期神经衰弱，是机体衰老的象征。容易出现长期失眠多梦；消耗性疾病；体力透支（如身心疲劳综合征）；免疫功能差，容易感冒。

（2）指甲横纹深粗。指甲横纹多且细者，多见于长期慢性消化系统疾病，有时饮食稍不注意，就会出现腹痛、泄泻等症状。

（3）指甲斑点。瘀黑斑点是脑部血液循环发生障碍的征兆；指甲出现一个或者数个白点，多见肝功能代谢异常或受损，特别是乙肝患者。

健康悄悄话：

在这些标准中，既包含了身体健康，也包括精神健康。健康不仅是没有疾病或病痛，而且是一种躯体上、精神上以及社会上的良好状态。这种良好状态有赖于机体内部结构与功能的协调。一个健康的人必须具有在自己所处的环境中进行有效活动和工作的能力，必须具有能够与环境保持协调关系的能力。

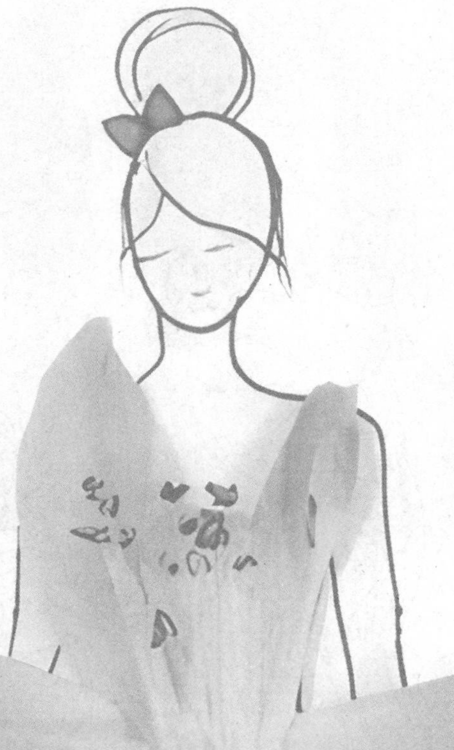

第二章 今天吃对了吗

有人以为健康饮食就是要吃得好、吃得贵，或者认为健康饮食就是要多吃。事实上，合理的健康饮食并非追求昂贵的食物，也不是吃得越多越好，而是找到适合自己的饮食法则和正确的饮食搭配技巧。选择科学健康的食物，持续地养护我们的肌肤和身体，如此一来，女人就能够拥有远远年轻于真实年龄的健康与美丽！

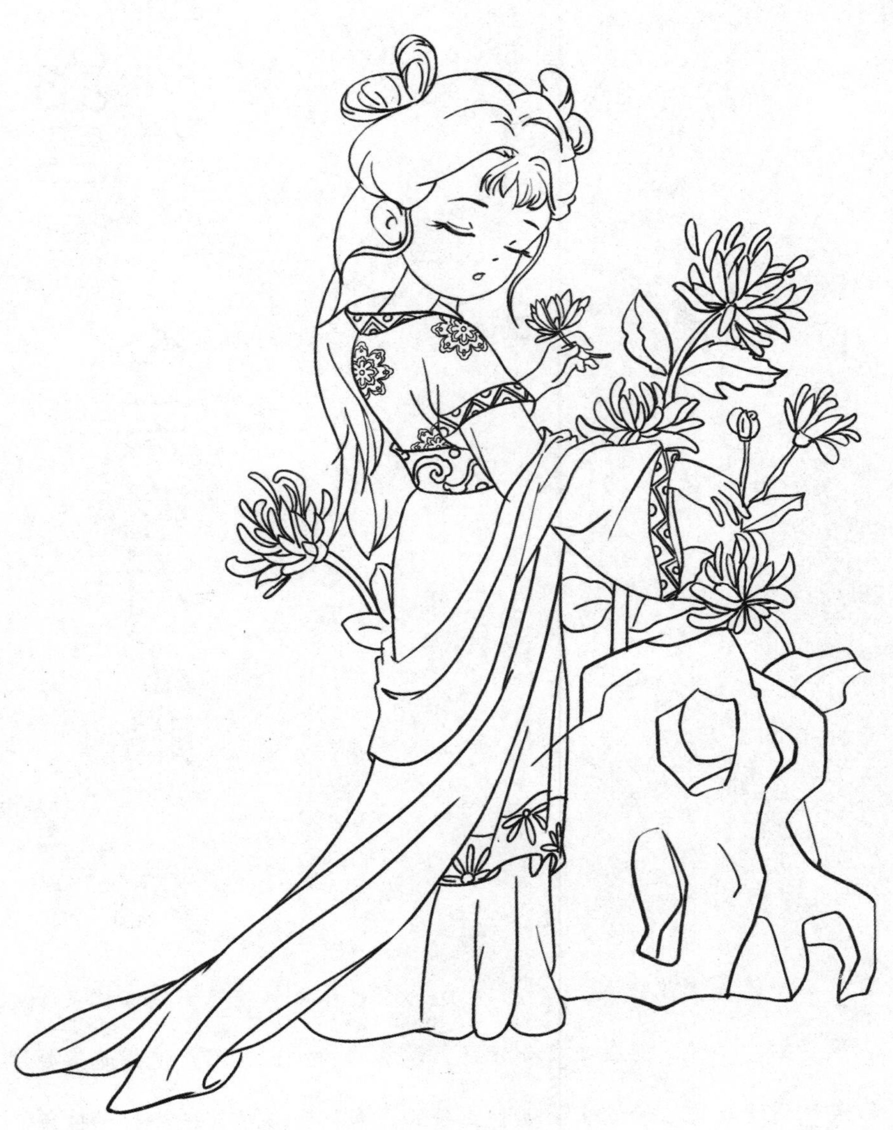

§向饮食要美丽

有句话说："女人的美丽是吃出来的。"食物不仅可以充饥，还可以治疗疾病，特别是在预防疾病、保障人体健康方面有着不可替代的作用。食物中的营养为生命的一切活动提供动力，维持身体的运转。

女人的肌肤是水做的，其好坏取决于以下几个因素：遗传、年龄、健康状况、饮食、运动和休息、皮肤保养、日光曝晒程度。以上几个因素中，有些是我们无法控制的，但譬如饮食、运动和休息、皮肤保养等却在我们的掌控之中。如何通过饮食的调理使我们的肌肤更加接近理想状况呢？

科学的饮食会使女性更健康美丽。健康的饮食法则、科学的个性化饮食，能让每个女人都容颜秀美，内外兼修，获得美丽与健康，成为生活中青春飞扬、光彩照人、婀娜多姿的女人。

有益肌肤的饮食原则

1. 一日三餐规律饮食。

许多人因为早晨时间紧张或想减肥而免去了早餐，但只有规律地摄取一日三餐才能保持健康的身体状况，而适当减少晚餐的摄入量，才有利于减肥。

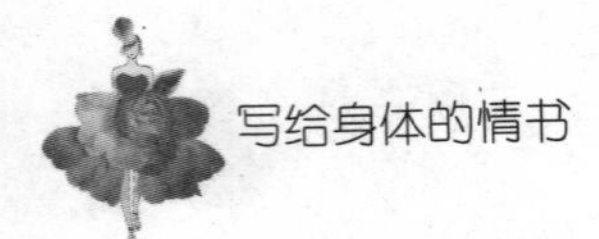

2. 饭吃七分饱。

中国民间有“吃饭吃七分，从来不用请医生”的说法。但有些人非要吃得很饱才觉得吃了饭，其实过度饮食会增加胃肠的负担，使人体营养加工厂过度运转，很容易影响健康。胃只要习惯后，只吃七分也会有饱腹感。而且，主食摄取过多会令身体倾向于酸性而降低了抵抗力，均衡饮食才是最佳选择。

3. 习惯于清淡口味的饮食。

含盐过多的食物容易引起高血压或加重肾脏的负担，应践行低盐饮食。而且，口味过浓的饮食往往会使人食用过量而造成肥胖。

4. 尽量避免食品添加剂。

食品添加剂中往往含有致癌物质或损害肝脏功能的物质，导致内脏功能低下，皮肤也容易产生黑斑或雀斑，因此应尽可能避免食用。

5. 节制不良嗜好 。

吸烟、喝酒等不良嗜好会影响身体健康，应在一定程度上加以限制。此外，应减少辛辣、油腻、煎炸等食品的摄入。

女性必需的八大“营养素”

1. 叶酸。

日摄入量 400 微克。最佳食物来源：麦片、芦笋、椰菜。叶酸属于 B 族维生素，适量补充叶酸能有效预防宫颈癌的发生。

2. 维生素 B_6。

日摄入量 1.5 毫克。最佳食物来源：香蕉、金枪鱼、瘦牛排、鸡胸肉、花生。维生素 B_6 是人体内脂肪代谢和糖代谢的必需物质。女性雌激素和皮

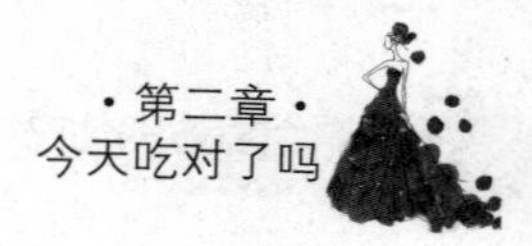

质激素的代谢也需要维生素 B_6。

3. 维生素 C。

日摄入量 75 毫克。最佳食物来源：哈密瓜、花椰菜、草莓、葡萄汁、橙汁、青椒。维生素 C 能抑制色素母细胞分泌过量的色素，促进胶原蛋白合成，具有防止色斑、皱纹的作用。另外，维生素 C 也有助于铁的吸收。

4. 维生素 E。

日摄入量 15 毫克。最佳食物来源：榛子、花生酱、葵花油、葵花子。维生素 E 是一种脂溶性维生素，是最主要的抗氧化剂之一。维生素 E 能有效地清除体内的自由基，减少患动脉粥样硬化等疾病的概率。补充适量的维生素 E 还可以养颜护肤、延缓衰老。

5. 钙。

日摄入量 1000 毫克，50 岁以上的人日摄入量为 1200 毫克。最佳食物来源：酸乳酪、牛奶、沙丁鱼。钙享有“生命元素”之称。人体所含的钙大多储存在骨骼中，当人体摄入的钙不足时，骨骼会分解出钙，流入血液中参与机体的调节。在更年期后，女性更要注意补钙。

6. 铁。

日摄入量 15 毫克。最佳食物来源：瘦牛排、虾、牡蛎、小麦、扁豆、杏脯、豆腐。铁是人体的造血元素，生理特点决定了女性容易缺铁，平均每次月经大约要流失 30 毫克的铁，所以日常饮食中，我们要注意补充足够的铁。

7. 镁。

日摄入量 320 毫克。最佳食物来源：杏仁、荞麦、豆腐、葵花子。镁是维持人体生命活动的必需元素，具有缓解经期疼痛，调节神经和肌肉活

动，增强耐久活动能力的作用。镁是高血压、高胆固醇、高血糖的“克星”。镁还有助于防治冠心病和糖尿病等疾病。

8. 锌。

日摄入量12毫克。最佳食物来源：牛排、猪排、豆腐、牡蛎。锌是头发的主要成分，在促进发育、维持正常性功能、增强人体的抵抗能力等方面有着不可取代的作用。

健康悄悄话：

从中医角度来说，一个人只有气血充足了，健康状况才会好。人体五脏六腑以气血为“食”，气血足，五脏六腑才能“吃饱”，才有气力干活。如果气血不足，五脏六腑的运转速度就会慢下来。时间长了，脏腑就会因为供血不足而生病。要美色，在气血。女人要想面色红润，五脏的气血先要旺盛。

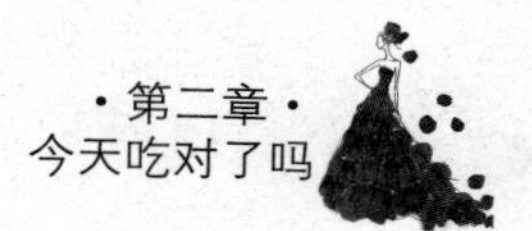

§买菜带张“彩虹卡”

食物五颜六色，作用各有不同。中医自古有“五色入五脏”的说法，意思是说颜色不同的食物可以滋补不同的脏腑。颜色不同的食物因其所含的营养物质不同，以及不同颜色带给人的感官刺激不同，对人体具有不同的作用。

不同颜色的蔬菜就像鲜艳的颜料，将我们的餐桌装扮得丰富多彩，既能赏心悦目又能增进食欲，同时，它们各自又有不同的营养特点。

红色食物的食疗作用

红色食物有助于减轻疲劳，并且具有一定的祛寒作用，能够令人精神抖擞，增强自信心及意志力，使人充满力量。红色蔬果最典型的优势在于它们都是富含铁质的食物，例如我们常吃的樱桃、大枣等都是贫血者的天然良药，也适合女性经期失血后的滋补。西红柿、西瓜等也是可以缓解焦虑情绪的天然药物，这是因为红色食品中含有丰富的番茄红素、β–胡萝卜素等。此外，红色的蔬果在视觉上可以给人刺激，让人增加食欲的同时，振奋精神。红色食物是情绪抑郁时的首选。

黄色食物的食疗作用

黄色食物可以增强消化系统的功能，增强肝脏的解毒能力，快速清除血液中的毒素，令皮肤变得光滑细腻。此外，黄色的食物可以帮助人们培养开朗的性格，增加幽默感。

黄色食物中的代表食物有玉米和香蕉，二者除了上述作用外，同时也是人体的清道夫，是很好的垃圾清理剂，可以增加胃肠蠕动，促进排便。黄色是各种颜色中最具温柔视觉效果的颜色，对于精神不集中、情绪相对波动的人来说，黄色食物可以起到集中精神、安抚情绪的作用。

绿色食物的食疗作用

绿色食物一般指的是青色、绿色和深绿色的食物，最常见的就是蔬果类。大部分绿色食物含有膳食纤维，能清理肠道、促进排便、防止便秘、减少肠道疾病的发生。最新科学研究发现，由于绿色蔬果尤其是深绿色蔬果中含有丰富的维生素 A，因此对于视力具有非常好的保护作用。因而，营养学家建议人们每天应摄入 4 种以上的绿色蔬果。从心理学角度讲，绿色食物可以舒缓压力并让人充满希望。

白色食物的食疗作用

白色食物最常见的是牛奶、豆浆。乳制品是富含钙质的食物，而豆浆的营养可能更优于牛奶。营养学家对牛奶与豆浆所含的 13 种营养物质进行分析，发现豆浆中的维生素 A、B 族维生素和矿物质（如钾、铁、钠等）的含量都明显高于牛奶，只有钙、磷、糖的含量略低于牛奶，其他如蛋白质、脂肪等 5 种营养物质的含量基本相当。对于女性来说，尤其是患有高血压及脑血管疾病的女性，喝豆浆可能更有利健康。豆浆中所含的脂肪酸和豆油酸可以降低血液中的胆固醇，防止动脉硬化。大豆含糖量低，选择

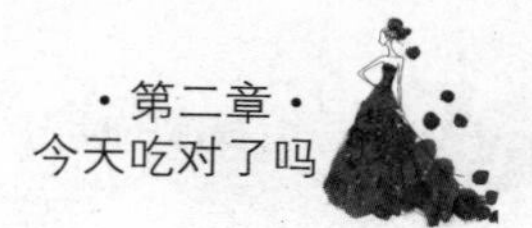

饮用豆浆对肥胖和血糖高的人而言更合适。

黑色食物的食疗作用

黑色食品是指含有黑色素的粮、油、果、蔬、菌类食品，常见的黑色食物有黑豆、黑芝麻、黑木耳、黑枣、黑米等。这些食物不仅营养丰富，还具有补肾、抗衰老、保健益寿、防病治病、乌发美容的作用。经常食用黑色食物可以调节人体的生理功能，刺激内分泌系统，促进唾液分泌，促进消化。女性经常食用这些黑色食物可以起到乌发亮发、滋肤美容、延缓衰老的作用。

紫色食物的食疗作用

紫色蔬果中含有花青素，具有强力的抗血管硬化的神奇作用，从而可预防心脏病发作和血凝引起的脑卒中。根据营养学统计分析，紫色食品的营养价值高于其他色泽较浅的食品。所谓紫色食品，指表皮或内里为紫色或黑紫色的蔬菜和薯类，包括紫卷心菜、茄子、紫薯、紫土豆、紫芦笋、紫山药、紫芹菜、紫西兰花、紫萝卜等，紫色水果包括紫皮葡萄、樱桃、李子、黑加仑、黑树莓、桑椹、越橘等，紫色或黑色的豆类食品主要包括黑豆等。

橙色食物的食疗作用

富含胡萝卜素的橙色食物容易被人体吸收并转化为维生素 A ，从而起到保护眼睛、促进骨骼生长和提高免疫力的作用。看起来赏心悦目的橙色食物能令人胃口大开，并且，这类食物能调节人的情绪，还能增进食欲。

橙色越深，胡萝卜素的含量越高。橙色食物还富含抗氧化剂，可减少空气污染对人体造成的伤害，能清除引起疾病的自由基，预防多种疾病。在橙色食物中，胡萝卜、南瓜、柑橘最具代表性，营养也十分丰富。

健康悄悄话：

蔬菜家族是五颜六色的。由于所含色素不同，蔬菜的颜色也不相同。不同颜色的蔬菜，有共同的营养价值，普遍含有维生素、矿物质、膳食纤维等，且能量较低，能增进食欲，帮助消化，对于满足人体对矿物质元素的需要、维持人体肠道正常功能以及降低慢性疾病的发生率都有重要作用。

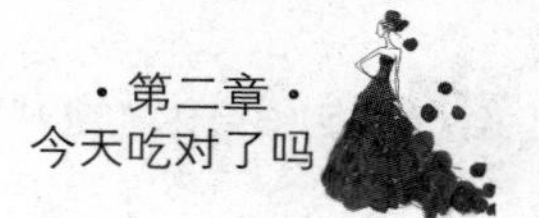

§食物里的“不老仙丹”

有句话说：“饮食巧，慢衰老”。每种食物都有自己的品性与脾气，吃得对，就是滋补我们女性的仙丹；吃得不对，就会变成剔骨的毒药。爱美的女性对入口的每一份食物都马虎不得。

女性驻颜“人参果”

有研究证实，西红柿、圆白菜、胡萝卜、南瓜、苹果这些水果蔬菜中含有大量的胡萝卜素，对维持人体健康十分重要。胡萝卜素在人体内转变成维生素 A，不仅能维持上皮组织的正常功能，还具有抗衰老、预防乳腺癌的作用。

1. 菜花。菜花性平，味甘，含有较丰富的维生素，对防治消化道溃疡有良好作用。菜花中还含有多种吲哚类衍生物，因而具有抗癌功能。

2. 黑木耳。黑木耳性平，味甘，其中的多糖具有一定的抗癌作用。黑木耳中的核酸类物质可显著降低血液中胆固醇的含量。

3. 银耳。银耳性平，味甘、淡，其中的多糖具有抗癌、消炎、抗辐射、抗衰老的作用。银耳中含有丰富的胶质，对皮肤角质层有良好的滋养作用。

4. 海带。海带胶质能减少放射物质在人体内的积聚。

5. 菌类植物。菌类植物有清除体内代谢产物和抗癌的良好作用。

6. 绿豆汤。绿豆汤有利于体内毒物的排泄，促进机体的正常代谢。

7. 鲜果、鲜菜汁。不经炒煮的鲜果、鲜菜汁是体内的“清洁剂”。大量的鲜果汁和鲜菜汁进入人体会使血液呈碱性，能清除体内堆积的毒素和废物。

女性青春“杀手”

为了自己的健康，我们应尽量减少对以下食物的摄取。

1. 铅超标食品。

铅会明显降低大脑内的去钾肾上腺素、多巴胺和5–羟色胺的含量，引发记忆力减退、痴呆症、智力发育障碍等病症。过量的铅还会直接破坏神经细胞内遗传物质脱氧核糖核酸的功能，不仅容易使人患痴呆症，而且还会使人的脸色灰暗，出现过早衰老的现象。

2. 腌制食品。

蔬菜和肉类在腌制的过程中会产生大量的亚硝酸盐，经过体内酶的催化，亚硝酸盐容易与体内的各类物质作用生成亚胺类的致癌物质。如果我们吃多了，容易促使人体早衰，甚至诱发癌症。

3. 霉变食物。

食物发生霉变时，会产生大量的病菌和黄曲霉素。这些发霉物一旦被人食用后，轻则会发生腹泻、呕吐、头昏、眼花、烦躁、听力下降和全身无力等症状，重则可加速人体衰老，甚至诱发癌症。

4. 过氧脂质。

过氧脂质对人体危害很大，会破坏人体内的酸系统，使人的皮肤快速氧化，看起来更加衰老。过氧脂质常出现在炸过鱼、虾、肉等的食用油中，所以不要食用长时间加热的油和炸过其他食物的油；另外，腊肉等油脂含量丰富的食物如果存放不当或过久也容易产生过氧脂质。

5. 酒精饮料。

过量的酒精会刺激大脑，也会令皮肤过早衰老。大量或经常饮酒，会使肝脏酒精中毒，导致女性出现月经不调、停止排卵、性欲减退甚至性冷淡等早衰现象。

6. 高温油烟。

通常食用油在高温的催化下会释放出含有丁二烯成分的烟雾，而长期大量吸入这种物质不仅会损害健康和促使面部皮肤生成皱纹，而且还会改变人体的免疫功能，易引起肺癌。

7. 烟雾。

当炉火、煤烟、香烟、灰尘中的有害气体经呼吸道吸入肺部，渗透到血液中后，就会给人带来极大的危害，尤其是吸烟容易引起机体的动脉硬化，加速人体的衰老。

8. 水垢。

茶具或水具用久以后会产生水垢，如不及时清除干净，会引起消化、神经、泌尿、循环等人体的多个系统的病变，进而加速机体的衰老，这是因为水垢中含有较多的有害金属元素，如镉、汞、砷、铝等。这些有害金属元素对人体危害极大，需要引起我们的注意。

健康悄悄话：

抗衰老不仅仅是为了活得更久，更至关重要的是要通过追求生

活品质来提高生命的质量。对于很多女性来说，为了抗衰老，每天都用化妆品在脸上涂涂抹抹，但是，光顾“脸面”是远远不够的，需要从内部的调理开始，从饮食开始。营养是健康的根本，食物是营养的来源，如此才能由内到外焕发出美丽的风采。

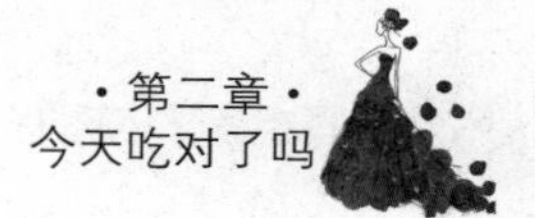

§来自紫色食物的高贵

紫、绿、红、白、黄……这些色彩斑斓的植物性食物，是大自然赠予我们人类的礼物。它们富含守卫人类健康的珍贵养分。紫色，高贵而典雅，紫色食物有助于舒缓我们的情绪，还有着极高的营养价值，可以说是“内外兼修”的美食。

女人最讨厌的事就是在自己的脸上看到衰老的迹象，皱纹与晒斑是女人的敌人。很多女人都是惧怕衰老的，无论是从饮食上还是化妆上，总想尽办法去抗衰老。专家说，实际上女人多吃紫色食物也是可以做到青春永驻的。

紫色食物在我们日常生活中的作用是很大的，是我们一直忽略了它，所以要多吃紫色食物。在我们生活中，紫色食物有很多，我们来认识一下这些食物中的“贵族”。

神奇的花色素

紫色蔬菜中含有最特别的一种物质，即花色素。花色素除了具有很强的抗氧化、预防高血压、减缓肝功能障碍等作用之外，其改善视力、预防眼部疲劳等保健功效也被很多人认同。

对于女性来说，花色素是抗衰老的好帮手，其良好的抗氧化能力，能

帮助人体清除自由基。长期使用电脑或者看书的人群更应多摄取。如果想要减肥，也要选择紫色食物，因为紫色食物可以让人控制食欲，很好地起到减肥的效果。

对于紫色食物，大家应该都是比较喜欢的，因为紫色食物的营养很丰富，保健效果特别好。紫色食物主要是指表皮或内里为紫色或黑紫色的蔬菜、水果、薯类及豆类等食品，其中包括紫皮葡萄、黑加仑、黑树莓、桑椹、越橘、紫卷心菜、紫茄子、紫芋（紫甘薯）及黑豆等。紫色食品的色素均由“花色素”类物质所构成。花色素是一种天然色素，在化学上属于黄酮类物质。紫色食物所含的花色素主要有以下6种：天竺葵色素、矢车菊色素、飞燕草色素、芍药色素、牵牛花色素和锦葵色素。其中以“矢车菊色素”的抗氧化作用最强，其他色素次之。

花色素极具保健作用，是迄今为止人们发现的最出色的天然抗氧化剂，其抗氧化作用甚至优于公认的维生素C与维生素E。自由基最容易伤害的人体器官是眼球。营养学家提出，人们平时如能经常吃一些紫色食品，即可有效预防各种眼病。因为紫色食品所含的花色素是最理想的抗自由基物质，紫色食物对于明目护眼也是非常有帮助的，称得上是“最佳天然护目食品”。

紫色食物联盟

1. 茄子。

茄子是常见的一种紫色食物，食用茄子对于身体好处多多。在吃茄子的时候，人体能够有效吸收其中的蛋白质、脂肪、糖类、矿物质等。丰富的花色素能够很好地抑制身体中的毒素，避免体内毒素增多，对于清除体

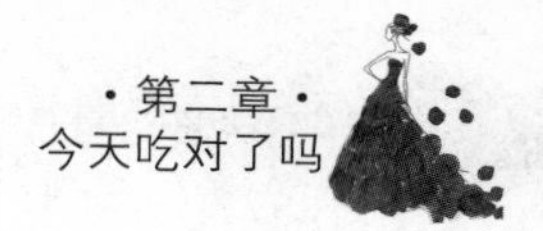

内的自由基很有效。

除了花色素，茄子还含有丰富的维生素E，能够降低细胞氧化和老化的速度，保持青春容颜。茄子还是“抗癌高手”，可防治胃癌。

2. 紫薯。

紫薯与红薯都是日常食用的薯类植物，但是紫薯的营养更为丰富，更有利于维持女性的身体健康。紫薯中有丰富的蛋白质、淀粉、果胶、纤维素、矿物质（特别是硒元素）、花色素等，经常食用有助于保健身体。紫薯中的铁元素比红薯中的铁元素要多得多，对于抗衰老、补血有非常重要的作用，同时对于血液的生成也有帮助。

就其抗癌的功效来说，紫薯中的纤维素能够促进肠胃蠕动，不断地清理肠道中滞留的黏液，有利于粪便的排出，保持大便的畅通，这样能够避免大肠癌的发生。另外，在食用紫薯的时候，我们的身体还能够吸收其中的硒元素、花色素，这些物质对于保护肝脏有一定的功效，可有效地避免肝癌的发生。

3. 紫葡萄。

紫色葡萄的花色素仅次于紫色胡萝卜和蓝莓，是花色素含量第三高的水果，所含的类黄酮也是一种强力抗氧化剂，是抗衰老的绝佳食物。

4. 紫洋葱。

我们都知道，洋葱是一种健康的食品，含有大量微量元素硒和延缓衰老的抗氧化剂，能够提高细胞的活力。而紫洋葱的表皮中还含有花色素，具有很好的抗衰老功能。

5. 紫甘蓝。

紫甘蓝除了含有花色素和抗氧化剂，还有维持皮肤健康必需的硫元素。皮肤过敏的女性可大量食用。紫甘蓝作为常见的一种紫色蔬菜，在生活中受到很多人的欢迎，食用紫甘蓝对于身体健康好处极多。就营养价值来说，其含有较多的维生素C、维生素E、矿物质、纤维素等。就其防癌作用来说，在吃紫甘蓝的时候，我们身体能够吸收其中的硫元素，有效地达到抗癌的作用。同时，紫甘蓝中的维生素A、维生素E的含量也非常丰富，这些都是较强的抗氧化剂，能够有效地防止细胞发生分裂，对于防癌有一定的好处。紫甘蓝中丰富的纤维素，能够促进消化，在食物消化、吸收的过程中能够促进肠道的蠕动，这样能够避免结肠癌的发生。在烹制紫甘蓝的时候，可以选择凉拌，这样能够充分保留其中的营养物质。

6. 蓝莓。

蓝莓被称为“超级水果”，是含有花色素最多的蔬果，除了抗衰老，还可改善视力、预防结肠癌、消除眼部疲劳等。

7. 紫胡萝卜。

胡萝卜本就有“小人参”之称，紫色的胡萝卜对健康更有益，除抗衰老功效之外，还可以预防心血管疾病和某些癌症。紫胡萝卜的花色素含量仅次于蓝莓。

8. 桑椹。

桑椹也是生活中常见的一种紫色食物，其含有丰富的纤维素、糖类、胡萝卜素、硫氨酸、维生素B_2、蛋白质等。除了延缓衰老，桑椹还有改善皮肤的血液供应、美白肌肤、明目乌发作用，是非常好的女性美容食品。食用桑椹对于促进新陈代谢、促进血红蛋白生成也有一定的作用，能有效地避免白细胞减少。

健康悄悄话：

紫色食物是我们比较容易忽视的餐桌上的健康食品，包括紫茄子、紫玉米、紫洋葱、紫扁豆、紫山药、紫甘蓝、紫辣椒、紫胡萝卜、紫秋葵、紫菊苣、紫芦笋等等。紫色食物的保健益处确实有很多，它们可以为身体补充大量的营养，起到非常好的保健功效。当然紫色食物一定要选择优质上等的才能起到较好的效果。

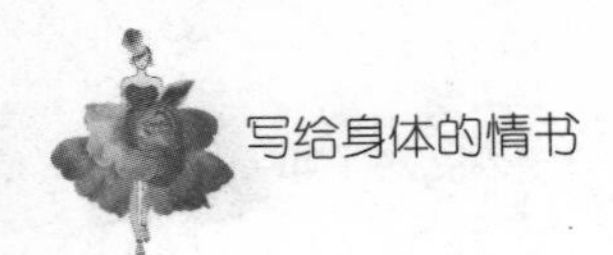

§不当“药片族”

许多白领丽人不自觉地成了“药片族”，进食维生素、蛋白粉等药品、保健品来代替正餐，以达到美容、养颜、减肥等目的。但“药片”不是仙丹，均衡营养、注意食物多样化才是健康之道。

现实生活中有这样一群人，具备一定的医学常识，了解一些人体的基本知识，对营养、美容等非常感兴趣甚至沉迷于此，认为每天摄入的食物通过身体的消化系统都变成了基本元素，所以直接摄入这些基本元素可以代替食物。并且，他们笃信食物在人体内会产生人体所不需要的代谢产物，有些是毒素，有些是垃圾，必须被排出体外，而直接吃药就不会带来这样的影响。这群人被定义为“药片族”。

目前，保健品专卖店里各种各样的营养药丸卖得很火，而且买者多数是白领女性。由于工作太忙，许多饮食不规律的人就爱用“药丸”代替正规饮食，甚至有些爱美的女孩子就拿这个减肥，美其名曰“吃进去的热量少了，但是营养可一点不缺，而且药丸吸收更快。这才是健康‘现代化’”。可吃了这些营养素后究竟有什么好处？许多人其实没办法做出明确回答，顶多是觉得“精神好些”“人更有力气”，这些主观的回答其实并不能代表体质的改变。但事实并非如此，在营养医师看来，不少营养素制剂属于非处方药，也不是食品，最好在医生的指导下食用。如果不顾个体差

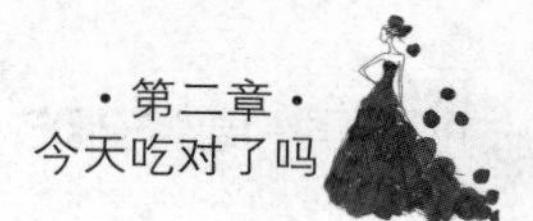

异吃太多，就可能出现各种问题。当心药片“偷”走健康。

营养剂量超标

几十种燃脂片、复合精装维生素、胶原蛋白片、氨基酸、螺旋藻片、再生亮白素、排水去肿素等营养剂成为“药片族”的每日口粮，这么多药片吃下去可以维持一天的消耗。但是，药不能代替食物，也不能滥用。每个人对营养需求不同，同样的营养补充剂在这个人身上刚刚好，但在另外一个人身上可能会出现过剩或不够等问题。而“有病治病，无病强身”的观念更是错误，如果身体没有相应的需求而一股脑乱吃营养添加剂，摄入了超出生理需要的营养素，就可能出现药品过量、中毒的情况。

补充过多的危害

维生素 C 是一种抗氧化剂，能够提升人体免疫力，曾经被奉为防癌和抵御衰老的“万能药”。但是长期服用过量维生素 C 补充品，可能导致草酸及尿酸结石，小儿生长时期过量服用，容易产生骨骼疾病。维生素 D 因为与人体吸收钙质有关而成为老少皆宜的保健品，殊不知，超量补充维生素 D 会引起血钙过高、软组织异位钙化，甚至危害肾脏。维生素 E 因其美容功效很受女性的青睐。但按照我国居民的膳食结构，维生素 E 的摄入量普遍较高，维生素 E 缺乏症非常罕见。如果没有脂肪吸收障碍，膳食中提供的维生素E已基本能满足正常的人体需要。过量补充会引起疲劳、腹泻，增加出血如脑出血的危险。

营养成分相抵牾

有的女性一天会吃十几种营养剂，殊不知有些营养成分是相克的，有的药品护目却伤肾，有的药品美白却影响内分泌，如果没有专业医生或营养师指导，一起服用会引发不良反应。致泄和利尿成分在减肥保健品中也很常见，这些物质会导致脱水、营养不良，对人体非常有害。即使减肥类保健品中没有上述成分，仅使用纤维素作为主要成分，也会对人体产生一定的不良作用。纤维素可吸收人体水分，并使人产生饱腹感而减少进食，同时刺激肠道蠕动，促进排空。但是，纤维素在发挥上述功效的同时也把一些对人体有益的物质排出，可能造成人体微量营养素缺乏。

健康悄悄话：

随着人们保养、保健意识的加强，每日补充的各类保健药品也越来越多，使用者收获了一时的效果，却也在不知不觉中损害了自己的身体。另外，这些保健品都不可避免地会使使用者出现中枢神经系统兴奋的症状，主要表现有易激动、失眠、头晕、头痛、心率加快及血压升高等，由此可见，“药片族”当不得。

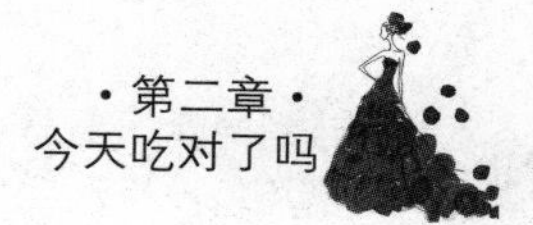

§餐桌上的健康“钉子户”

中国的饮食文化博大精深，然而餐桌上的家常菜却是最符合国人胃口，也是最滋养人的。

我们与餐桌朝夕相见，餐碗里盛装的常见食材其实远不像我们认为的那样简单——温和、营养、味淡，与各种冷僻食材都合得来，实则需要人们了解搭配知识，合理膳食。

常见又养生的食物

1.玉米。玉米性平，味甘，内含维生素E，能防止大脑功能退化，增强记忆力，延缓衰老。

2.燕麦片。燕麦片性温，味甘，具有补益脾胃、滑肠催产、延缓细胞衰老和抑制老年斑形成的功效，是老年人和冠心病患者的饮食佳品。

3.豆豉。豆豉是一种用豆子制成的甜香味美食。经常食用有助于延缓老化，增强脑力，解毒，防治高血压，消除疲劳。

4.黑芝麻。黑芝麻性平，味甘，内含多种抗衰老物质，特别是含有丰富的维生素E，有助于缓解精神紧张等症状。

5.菠菜。菠菜性凉，味甘，多食可满足人体对镁的需求，以增加肌肉的力量。菠菜中还含有丰富的铁，维生素C含量也较高，可促进铁的吸收。此外，菠菜中还含有辅酶Q10和丰富的维生素E，因而具有抗衰老作用。

6.萝卜。萝卜性凉，味辛、甘，含有一种干扰素诱生剂，具有提高人体免疫功能的作用；还含有大量的维生素C，能保持细胞结构的完整。此外，萝卜还具有抗菌作用。

7.马铃薯。马铃薯性平，味甘、辛，对消化不良的治疗和利尿有特效。此外，还有防治神经性脱发的作用。马铃薯中所含的膳食纤维可促进胃肠蠕动和加速胆固醇的代谢，可治疗习惯性便秘和预防血胆固醇增高。但切记不要吃已经发芽的马铃薯。

8.红枣。红枣性微温，味甘，具有补中益气、养胃健脾、养血等功效，有增强肌力、消除疲劳的作用。

9.茶。茶味甘、苦而涩，具有清热除烦、利尿止渴、提神醒脑、降火化痰、消食解毒等功效。饮茶能提高脑力劳动和体力劳动的效能，增进思维，消除疲劳。

10.米醋。米醋性温，味酸、苦，具有解毒、开胃、养肝、散瘀、止痛、杀虫等功效。米醋中含有丰富的有机酸，可消除人体疲劳。

健康悄悄话：

蔬果、谷物、蛋奶、肉类、豆制品、菌类等食物共同构建了我们平衡膳食的宝塔，每种食物的营养不同，每日的摄入量也不同，

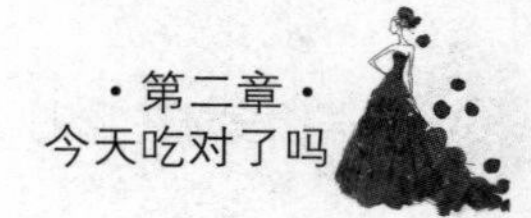

这在一定程度上反映出各类食物在膳食中的地位和应占的比重。营养专家认为，只有饮食中蛋白质、脂肪、糖类的比例合理，才能达到结构科学、营养均衡。

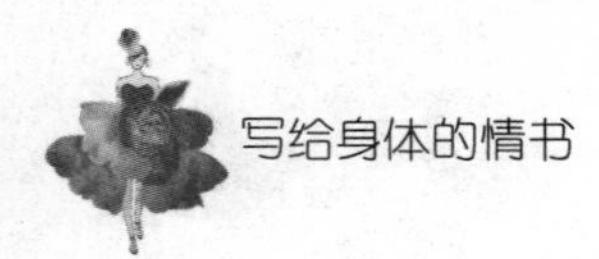

§年过四十的“五减五加”

更年期是人生中重要的转折时期，特别是对女性来说。女性在这一时期生理和心理方面都会发生很大的变化，多数人会出现身体不适、性情变化等现象。同时，更年期也是很多疾病的高发时期，所以这时，生理卫生及饮食调养是十分必要的。

女性更年期在饮食上应注意“五减”

1. 减量。由于内分泌功能在更年期发生变化导致糖代谢紊乱，加上更年期妇女活动量减少等原因，易诱发肥胖。肥胖会导致糖代谢异常，促使动脉硬化的形成和发展，增加心血管疾病的发病率。所以，更年期女性要以营养、适量、平衡为饮食原则，控制饮食量，特别要减少高脂肪和糖类食物的摄入。

2. 减油。更年期女性体内雌激素水平下降，常常会引起高胆固醇血症，促使动脉硬化的发生。因此，在这段时间里要注意饮食中脂肪和胆固醇的摄入量。烹饪时要选择植物油，如菜籽油、葵花子油等。常吃些玉米面、荞麦、燕麦及蔬菜、水果、瘦肉、鱼类等低胆固醇食物。

3. 减盐。由于内分泌功能的改变，更年期女性可能会出现水肿、高血压等症状，每天食盐量应控制在 4 克以内。

4. 减糖。“饮食控糖风”开始渐渐流行，高糖除了让人长胖，还会引起血糖的长期波动，增加胰腺过量分泌胰岛素来吸收葡萄糖分子，增加分解负担，从而让胰腺损耗，引起糖尿病。科学饮食可以参考两个食物含糖指标：升糖指数（GI）和升糖负荷（GL）。甜和糖，没有必然联系，比如很多水果很甜，但其实含有黏性纤维可以降低肠道酶的活性，糖分会分解得很慢。一般来说，精细化程度越高、储藏存放时间越长、膳食纤维越少的食物，GI 越高。

5. 少高温烹饪。平时为了确保食物煮熟，人们总是习惯用 100℃左右的高温烹煮。然而随着高温加热，食物中的营养素不但容易被破坏，经过氧化后的食材也变得不容易保存。70℃食物蒸煮法是最健康的烹饪方式，由于蒸煮的热能是从四面八方渗透，因此不会有受热不均的现象产生，是任何人都可以做出美味佳肴的简单料理法，不但能保留食物的美味，更能有效抑制食材氧化，让食材拥有比在生鲜状态下更长的赏味期限。

女性更年期在饮食上应注意“五加”

1. 补充 B 族维生素。处于更年期的女性有时会出现情绪波动、记忆力减退、心慌失眠等症状，应多吃动物肝脏、瘦肉、粗粮、米糠、麦麸等富含 B 族维生素的食物。日常饮食中要注意粗细粮搭配，若有血压波动、颜面潮红等现象，可吃些桑椹、莲子、红枣等宁心安神的食品。

2. 补充蛋白质。人体对氨基酸的需要随着年龄的变化而变化，更年期女性应摄取足够的蛋白质，以避免机体出现负平衡，影响健康。

3. 多吃果蔬。新鲜的水果和蔬菜不仅可以提供大量的维生素和无机盐，而且其丰富的纤维素和果酸有促进胃肠蠕动的作用。它们不仅能减少人体对低密度脂蛋白胆固醇的吸收，而且还能防止便秘，对预防肠道肿瘤的发生有一定的作用。

4. 多吃纤维素含量高的食物。纤维素含量高的食物可以帮助我们解决便秘、肥胖等苦恼。每天理想的摄入量是 18~35 克，我们可以尽情地从全麦面包、黑米、燕麦粥、梨、草莓、韭菜、芹菜、菜花、西兰花、胡萝卜等既美味又不会增肥的食物中获取。

5. 增加矿物质元素的摄入。更年期女性体内雌激素水平降低，骨组织合成代谢功能下降，容易发生骨质疏松，增加骨折的发病率。要经常食用高钙食品，如乳类及乳制品、海产品、豆制品、骨头汤、芝麻等。更年期女性经量有多有少，若失血过多，会导致贫血。这时应多吃些含铁丰富的食物，如动物肝脏、豆类、菠菜以及各种水果等。

健康悄悄话：

女性年过四十，生理与心理都产生极大的变化，一些更年期的特征开始显露。为了平稳地度过这个时期，女性朋友在饮食上要更加注意，“五减五加”的原则可以帮助更年期的女性更好地调整状态，适应心理和生理上的变化。

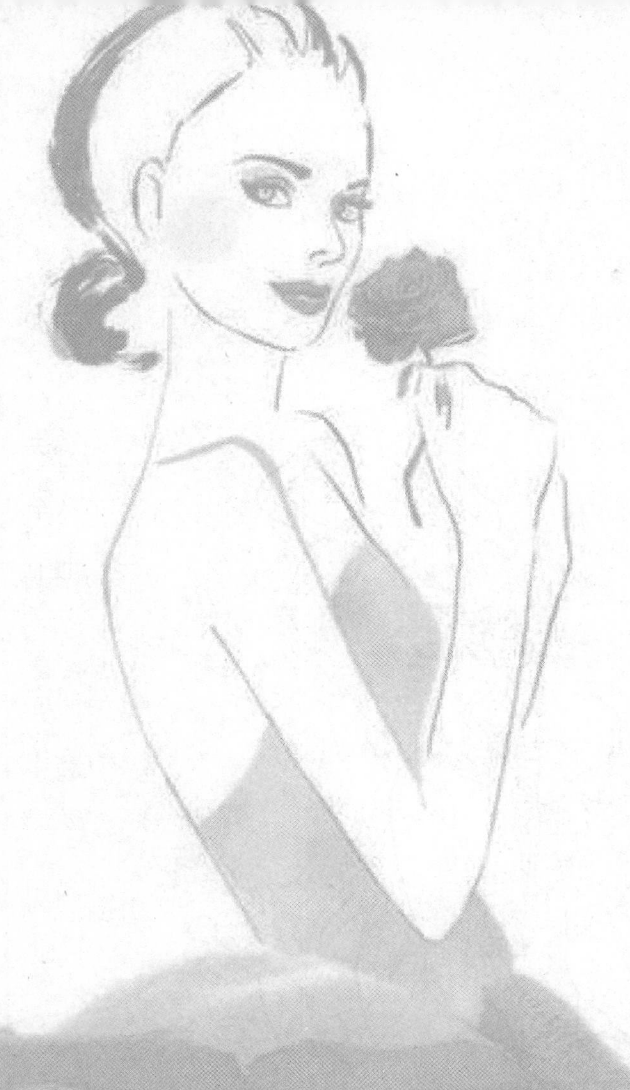

第三章 睡觉是个技术活

人生三分之一的时间是在睡眠中度过的，由此可见，睡眠在人的一生中占有举足轻重的地位。男属阳，女属阴，动则生阳，静则生阴。因此，男性要靠吃来维持动的能量，以攒阳气；而女性要靠睡觉来维持静的状态，来滋养身心。保证优质的睡眠，是女性朋友必须重视的养生之道。

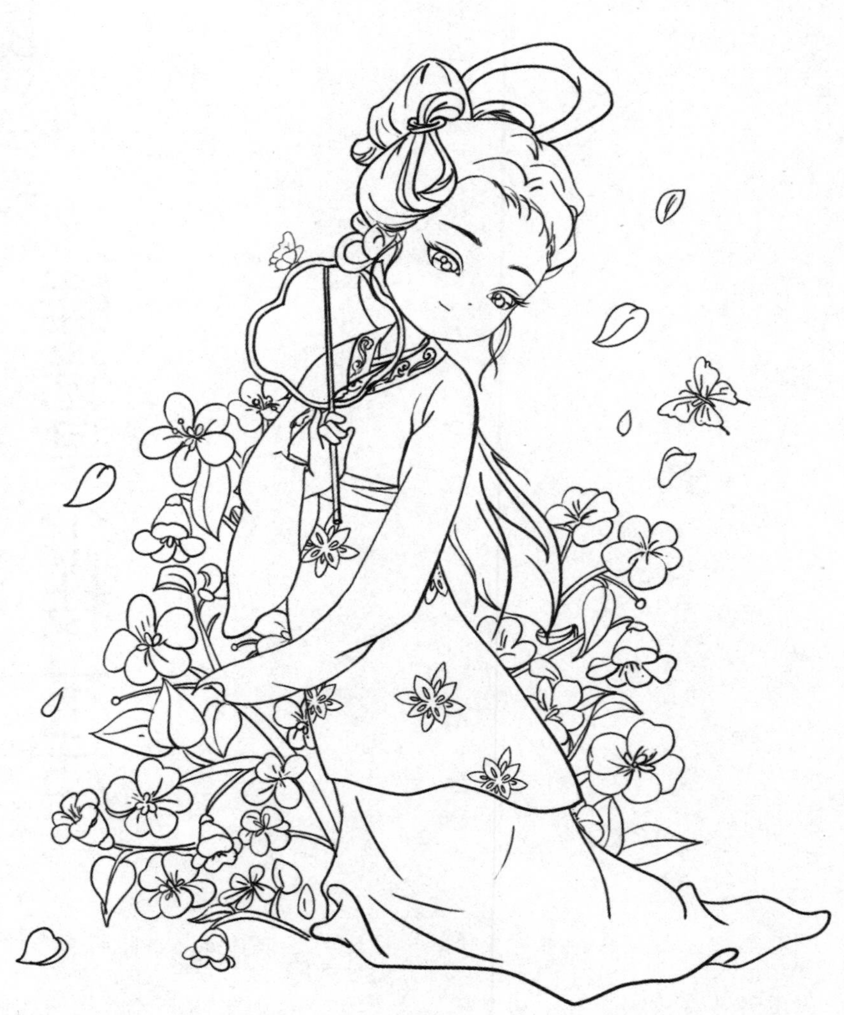

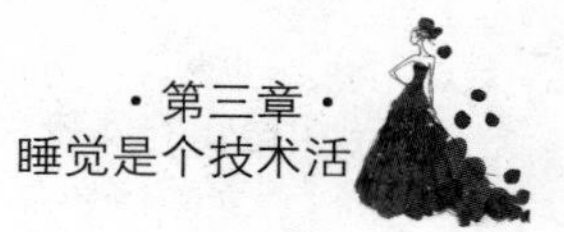

§睡眠力＝免疫力

科学家们说："健康的体魄来自睡眠。"一个身体健康的人，会有极强的免疫力，能抵御各种病原微生物的侵扰，从而避免患病，而睡眠就是增强免疫力的关键措施。因此，如果我们希望自己健康，就要重视睡眠。

人为什么要睡觉呢？睡眠迄今为止仍是生物学上最大的谜题之一。是什么机制驱使我们必须睡觉？睡觉的目的是什么？这些问题一直悬而未决，是神经科学研究中颇具挑战的课题。

大家都知道睡眠不足会直接导致免疫功能低下，降低人体对细菌病毒的免疫力。美国宾夕法尼亚大学派拉蒙医学院学者发现：生病的时候，会有困倦感袭来、令人昏昏欲睡。我们可能会认为这是自己感染的病原体造成的，但事实并非如此，其实是我们自身的免疫系统和神经系统释放出的信号带来了绵绵睡意。

睡眠与免疫力直接相关

每个人都有一套完整的免疫系统，由免疫组织器官、免疫细胞和免疫活性分子等组成。它们相互协作，发挥着重大的作用，识别并消除从外环境入侵体内的病原体、内环境产生的衰老细胞以及突变产生的一些肿瘤细胞，执行免疫防卫，保持着机体的健康。

睡眠质量的好坏直接关系到人体的免疫力水平。一项长期的调查研究发现，极其轻微的睡眠干扰也可能对身体抗感冒病毒的反应产生不良影响。那些睡眠质量较好的人血液中的T淋巴细胞和B淋巴细胞均明显高于睡眠质量差的人。作为人类身体免疫系统的第一道防线，这是人体免疫功能的主力军，这两种淋巴细胞不光可以抵抗病毒，还担当着维持器官功能和健康的任务。如果我们希望自己身体健康，就必须重视睡眠的作用。在日常生活中，人们往往为了健康只注重饮食和运动而忽视了睡眠。人体的大多数功能都有昼高夜低的运转规律，而免疫系统却以昼低夜高的状态运转。也就是说，免疫系统是在我们休息的时候工作的。

科学家的研究证明，一个睡眠充足、身体健康的人，自身免疫力较强，能抵御各种病原微生物的侵扰。反之睡眠不足，自身免疫力相对较差，就会很容易患上疾病。研究显示，连续两周每天少于6小时的睡眠，就会导致体内淋巴细胞减少28%，而淋巴细胞是人体重要的免疫细胞，它能杀灭入侵人体的细菌和病毒。长期失眠，淋巴细胞的活力明显降低，各种疾病容易入侵机体，人体的健康也因此受到威胁。也就是说，睡眠不足会导致我们的免疫功能下降，身体抵御体外病毒和体内病变的能力就会变差。

大家常说："感冒是万病之源。"可要我说，睡眠不足才是万病之源。长期忽视睡眠，我们的身体就会变得不堪一击。高血压、糖尿病等生活习惯病就不用说了，抑郁症等疾病的患病风险也会因为睡眠不足而直线上升。

一份实验报告证明了"睡眠不足就容易感冒"。该实验围绕"睡眠时

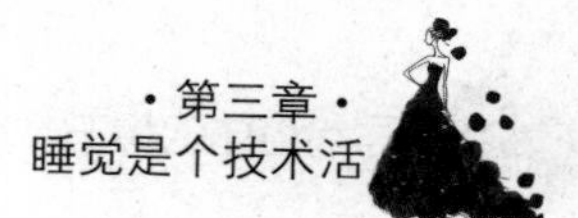

间与免疫系统的关系”展开，共有153名年龄介于21~55岁的男性和女性志愿者参加。实验方法很简单：让志愿者通过鼻腔吸入感冒病毒，然后研究人员跟踪观察他们的身体情况。实验结果显示，平均睡眠时间较短的人更容易感冒。平均睡眠时间不足7小时的人，其患感冒的风险是睡眠时间在8小时以上的人的近3倍。与一沾枕头就睡着的人相比，辗转反侧睡不着的人患感冒的风险要高出近5倍！

睡眠不是多多益善

但是，也千万不要因为睡眠与免疫力如此息息相关而沉迷于睡觉。其实，睡眠时间长短是次要的，关键在于睡眠的质量，大可不必过分计较睡了多长时间，只要保持规律的起居，睡眠质量好，睡眠时间充足，就可以维持免疫系统的正常功能。

睡眠与免疫力密切相关，而且还会相互影响。睡眠不足会直接导致免疫功能低下。换句话说，睡眠不足会导致我们抵抗外来侵袭、维护体内环境稳定的能力下降。我们生活在一个信息爆炸的社会，五花八门的保健方法让人眼花缭乱。正因如此，我们才更需要回归原点，关注睡眠。何况“睡眠保健法”简便易行，效果明显，岂有不试之理！

健康悄悄话：

现在的生活节奏变得越来越快，但昼夜的分界线却变得越发模糊。其实“昼夜不分”和“晚上睡不熟”有很大的关系。如果条件允许请大家尽可能每天在固定的时间起床（提前/延后最好不超过1小时），沐浴着温暖的晨光迎接新一天的到来。白天尽量给自己一个明亮的活动环境，晚上则要把房间的亮度调低，为高质量的睡眠做准备，然后再睡一个甜甜的觉，让身心与大脑得到充分休息，过上昼夜节律正常的生活，形成健康的作息。

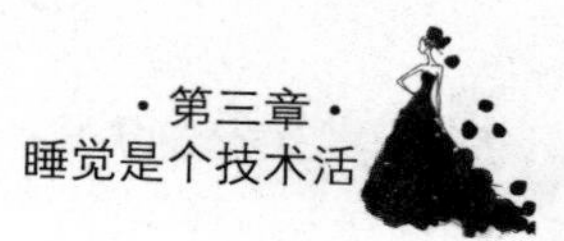

§睡眠不足＝食欲增加25%

好多女性朋友都没意识到睡眠不足会引发肥胖，可能潜意识里会认为长期得不到充足的睡眠会令人消瘦，然而越来越多的研究却表明，熬夜失眠者更容易超重或肥胖，如果睡眠不足的话，我们的食欲会增加25%。

现代人大多睡眠不足，生活里有太多的事情在“瓜分”我们每天有限的时间：学习、工作、家务、交际、娱乐……我们平均的睡眠时间比20世纪的人少1小时，但这并不意味着我们不需要多睡1小时。恰恰相反，如果我们打算减去一些脂肪，或练出身上象征“健美”的线条，那么必须给自己足够的睡眠。

法国医学专家指出：睡眠不足与儿童和成年人体重超重或肥胖有很大的关系。睡眠不足6小时或者半夜12点后入睡的人肥胖比例更高，而对于处于学龄期的孩子，如果他们每晚的睡眠不足9小时，或者睡眠时间不规律，那么患肥胖的可能性更大，且他们一生都要与肥胖做斗争。

睡眠不足引起内分泌紊乱

我们的身体会在睡眠的过程中自动分泌身体所需要的各种激素，其中包括瘦素和饥饿素。瘦素可以抑制食欲并促进能量消耗，而饥饿素则刺激食欲并减少脂肪利用。多个研究证明，睡眠不足会导致瘦素减少、饥饿素

增加，令人胃口大开。而且，甜食有助于减轻睡眠不足所带来的疲劳感，睡眠不足导致其抵抗食物诱惑的能力下降，特别是对于高糖高脂的不健康食物渴求更高。

美国威斯康星州的睡眠研究团队，对1024名参与者进行连续6天的睡眠记录后发现：在相同的体脂率条件下，和每天睡8小时的人相比，睡5小时的人体内的瘦素少了15.5%，饥饿素则高了14.9%。

长期熬夜会严重影响人体正常分泌帮助热量消耗的激素，从而降低人体的基础代谢水平，使人体不断囤积脂肪。一项调查以3300名青年人和成年人为对象，经过监测和分析，结果显示：睡眠不足持续一段时间后，睡眠时间每减少1小时，人的身体质量指数（BMI）就会增长2.1%，每天睡眠不超过5个小时的人比每天睡足7小时的人的体重多增加了1.14千克，而每天睡6小时的人仅仅多增重了0.71千克。所以睡眠不足对想瘦身的人会产生双重负面效应，它能让我们燃烧掉的热量相对较少，又让我们更想吃，结果是让我们发胖。

睡眠不足消耗的是肌肉

如果在节食的过程中不能保证充足的睡眠，身体会自动减少脂肪的消耗而去燃烧大量的肌肉，使减肥的效果大打折扣。如果我们打算节食瘦身，那更需要足够的睡眠，否则我们将减去肌肉，却把脂肪留在身上。肌肉的减少进一步降低了身体的基础代谢，即使我们吃得很少，身体脂肪率也会不断增加。

更有意思的是，一项研究表明：肥胖会导致失眠。

盐诱导激酶被认为是睡眠和新陈代谢的保守调节因子。秀丽隐杆线

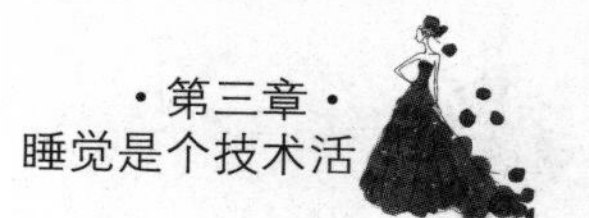

虫具有一种哺乳动物盐诱导激酶的同源物——*KIN*–29。经过研究发现，*KIN*–29突变的秀丽隐杆线虫表现为睡眠减少，而*KIN*–29敲除的线虫可以进食、呼吸和繁殖，但它们失去了睡眠的能力。令人惊讶的是，这些*KIN*–29敲除的线虫体内积累了更多的脂肪，类似于人类的肥胖状况。

研究人员对此假设：储存脂肪的动员和利用是促进睡眠的一种机制，而*KIN*–29敲除的线虫失去睡眠是因为它们无法释放脂肪。为了验证这一假设，研究人员在这些*KIN*–29敲除的线虫体内表达一种可以促进脂肪释放的酶，结果发现这些线虫又恢复了睡眠。

睡眠不足降低人体新陈代谢

我们的体重会随着能量摄入和能量消耗之间的差额产生变化。如果能量摄入大于能量消耗，体重就会增加，反之，体重就会下降。睡眠不足会降低身体的能量代谢，进而影响减重的效果。

长时间熬夜，使身体无法得到充分的休息，引起神经内分泌失调，就会导致疲劳感和饥饿感增加，从而增加进食量。并且，休息不足会让人犯懒不爱运动，吃得多了，活动量减少了，脂肪便一点点地堆积在身上。

缺少睡眠的人，一日三餐的进食时间也不规律，人体长期处于饮食失衡的状态。与睡眠充足的人相比，这些人醒着的时间更长，因而进食的时间也更多，进食大量的食物，增加身体消耗不掉的热量。

睡眠不足，身体疲劳乏力感增加，整个人就会感觉到倦怠，坐着就不想动，导致活动量和运动量减少，身体的能量消耗大大减少。睡眠不足还会使基础体温下降，导致身体的基础代谢率下降，能量消耗减少。同时，睡眠不足会影响身体糖类代谢，胰岛素敏感性下降，炎性因子增加。胰岛

素抵抗和慢性炎性状态是肥胖和糖尿病的两个共同特性。当睡眠不足时，葡萄糖耐受性下降，胰岛素敏感性下降30%，长期下去，就会促使肥胖和糖尿病的发生。

健康悄悄话：

为了美丽和健康，女性朋友需要把握好睡眠的昼夜节律，因为我们大脑的下丘脑垂体区域有许多重要的功能区，包括饮食中枢、睡眠中枢等，来调节食物摄取、昼夜节律、能量代谢等身体功能。睡眠不足会导致我们食欲增加，进而导致肥胖。那么，从现在开始，我们要重视自己的睡眠。

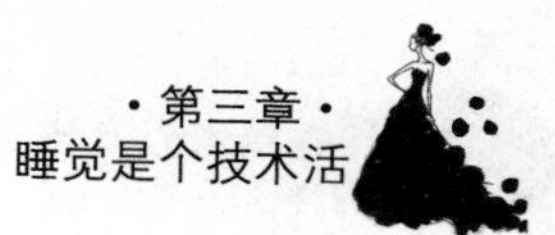

§疲劳是身体发出的SOS

我们会感觉到疲劳，正是身体在提醒我们要做出一些改变，要更加善待自己。经常犯困是大脑累了；头痛眼胀是眼睛累了……那么，我们要及时进行调整，温柔而坚定地去爱自己，让自己变得充满活力。

如今社会上，与睡眠不足相关的过劳症的发生率相当高。睡眠不足与疲劳互为因果。当代女性由于生活和工作中的各种压力，或多或少存在不同程度的睡眠问题，近五分之一的女生朋友存在慢性失眠或严重失眠的问题，这种状况严重威胁着女性朋友的健康。失眠虽然不是疾病，但却是引发疾病的原因。

我们的身体一旦出现问题，就会向我们发出信号。如果我们忽视了这些信号，导致身体问题得不到及时调整，疾病就会产生。因此，在日常生活中，对于身体发出的信号，我们要予以重视，及时进行调整，将疾病扼杀在萌芽状态。

终日为了生活而劳累奔波，我们的身体难免会出现疲劳，而疲劳就是我们身体发出的求救信号，这就需要我们及时地做出调整来消除疲劳感。

缓解疲劳的小妙招

1. 作息要有规律。规律的作息有助于养脑、养心，这样才能缓解长时

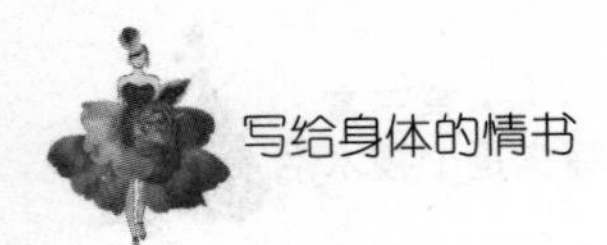

间的工作带给我们的疲劳感。

2. 多锻炼。多锻炼能够有效地缓解疲劳，调节我们的不良情绪，减轻种种不良的心理症状。

3. 听听音乐，练练瑜伽等。这些能够让我们疲劳的身心得到放松。

4. 食物是最好的医药。适宜吃高蛋白、低脂肪、富含维生素和矿物质的清淡饮食，不喝咖啡，戒烟戒酒，不喝浓茶。

杜绝影响睡眠的不良习惯

以下四个睡前不良习惯非但不会缓解疲乏，反而令人越睡越累。女性朋友对照一下，如果有这些不良习惯请尽快改正，让自己劳累一天的身体得到有效的休息。

1. 手机放在枕边。

大多数人可能认为睡前悠闲地刷刷手机，上网冲浪没问题。但是，手机的屏幕发出的光对大脑来说是一种刺激，大脑会因此变得兴奋，因而让大脑产生现在还不是睡眠时间的错觉，使人难以进入睡眠状态。

很多女性养成了躺在床上和朋友或恋人长时间讲电话的不良习惯。事实上，睡前煲电话粥会使人睡眠质量下降。研究显示，睡前煲电话粥的人要花很长时间才能达到深度睡眠的阶段，而且这些人的深度睡眠状态持续时间也很短。

2. 房间过暖过亮。

很多人想当然地认为在温暖的房间里会比较轻松地入睡，这其实是一种误解。如果室温超过 20℃，身体会感觉不到困意，不能给大脑发送需要深度睡眠的信息；此外辗转反侧的次数增加，睡眠会变浅，影响睡眠

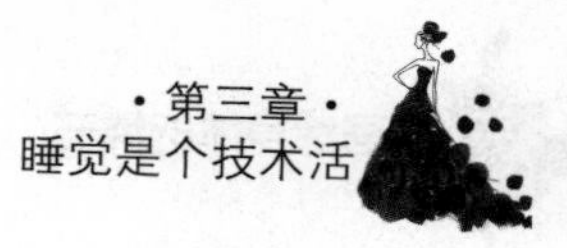

质量。

开着灯睡觉会影响“睡眠激素”——褪黑激素的分泌，影响免疫功能。

3. 睡前摄入兴奋类物质。

很多女性有在下午喝一杯咖啡或者红茶之类提神饮品的习惯。但是要注意的是，咖啡因在体内停留的时间比人想象的还要长。熬夜的人可能需要喝一杯咖啡来振奋精神和驱除疲劳，但是对于想要优质睡眠的人来说，医生还是建议，在睡前 8 小时最好控制咖啡因饮料的饮用，以免影响睡眠。

戒烟的理由有千千万，其中之一就是吸烟会影响睡眠。香烟中的尼古丁会破坏脑功能，而吸烟呼出的一氧化碳会使人呼吸不畅和咳嗽，这都是影响睡眠的不利因素。根据最近的研究，比起不吸烟的人，吸烟者在休息的时候，大脑还处于兴奋状态，这对优质睡眠是极为不利的。为了休息得好，至少在睡前 4 小时不要吸烟。

喝完一两杯红酒后不知不觉就进入梦乡的例子不在少数，很多人也认为睡前酌点小酒有助于睡眠，但事实上是因为酒精抑制了大脑中枢神经系统的活动，才使人“非理性的、被动的”入睡，这样的入睡，也只是呼噜噜打起鼾和翻来覆去而已，人并没有得到真正的休息。事实上，睡前不摄入酒精才能睡得更香。

4. 睡前不清洁洗漱。

睡前还有不刷牙的人吗？偶尔一次还没事，但是长期不刷牙就睡觉的话，不但会使食物残渣残留在齿缝里，引发蛀牙和口臭，而且不清新的口气也会影响想要睡觉的心情甚至影响到睡眠的质量。

健康悄悄话：

消除身心疲劳是人体的生理需要，也是维持身体健康的重要手段。睡眠的保健作用大致有四个：促进身体的生长发育；维持大脑正常功能；消除身体疲劳，恢复体力；增强人体的免疫力。

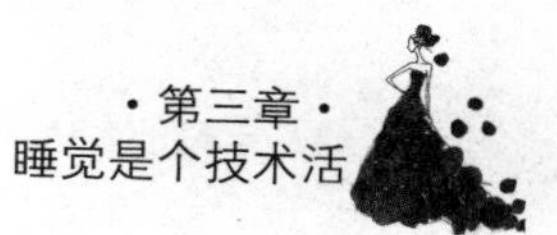

§擅长翻身的人睡得好

翻身是人类无意识的动作，能够改善睡眠质量，提高身体健康水平。这是因为翻身可调节皮肤温度，促进血液流通，调节睡眠周期，还可以缓解肌肉疲劳，是健康睡眠不可缺少的动作。

正常人每天晚上睡觉的时候都会翻身20次左右。人在睡觉时，身体与床垫接触的部位需要承受全身的重量，会刺激神经而产生不适感。身体部位被压迫一段时间之后，人就会因为不适感的刺激而自动翻身，改变睡姿，换另一个身体部位和床垫接触。通过翻身，血液流通才会更加顺畅，更有益于睡眠和健康。

睡觉翻身的三点好处

1. 调节皮肤温度。如果身体一直以同一面接触床铺的话，这一面的皮肤就会聚集热量而温度升高，而紧贴床铺又会影响皮肤的正常排汗，不能很好地调节体温，影响睡眠的深度，使我们进入浅睡状态。睡时翻身可避免一面皮肤温度过高，消除不舒服的感觉，帮我们维持深度睡眠状态。

2. 促进血液流通。一直以同一姿势睡觉的话，身体对床垫施加了压力，而由体重产生的压力及重力会导致血液及体液循环不畅，尤其是背部和屁股等易产生重力的部位。翻身则有助于改善血液及体液的循环，也可以调整血液的不均衡状态，让我们享受更加舒适的睡眠。

3. 调节睡眠周期。睡眠深度可以分为快速眼动睡眠（身体休息而大脑活动）和非快速眼动睡眠（身体和大脑同时休息）。睡时翻身可调节睡眠周期，使人进入良好的睡眠状态。如果没能掌握好睡时翻身的节奏，会导致睡眠周期紊乱，无法保证良好的睡眠。

晚上睡觉翻身次数过多是怎么回事

一般人睡觉的时候都会翻身，可是有的人晚上睡觉翻身次数特别多，睡梦中也会迷糊地意识到“又翻身了”，第二天精神状态特别差。那究竟这是什么原因造成的？

晚上睡觉时感觉自己翻身次数多，是睡眠太浅、睡眠质量差的表现。

一般睡眠质量好的人是感觉不到那么多次翻身的，只有睡眠不好的人才会在潜意识里感受到自己翻身。当有了翻身的意识，大脑就处于“半睡半醒”的状态，早上起床后也会觉得很疲倦，白天更是觉得精神倦怠。

晚上睡觉翻身次数过多该怎么办

睡前泡脚、喝牛奶：泡脚可以温暖身体、促进血液循环，同时也有利于增加睡意。而适量的牛奶的摄入，则有利于提高睡眠质量。只要睡眠质量提高了，那睡觉时翻身就会感觉不到了。

增加傍晚的运动量：长期坐办公室工作的人群，可在傍晚的时候进行约 1 小时的户外运动，让心理的压力得到彻底的释放。如此一来，晚上就会睡得更香甜，自然也就不会感觉到自己翻身次数多了。

改善睡眠环境：床板过硬、卧室环境过冷或过热、睡眠环境噪声太

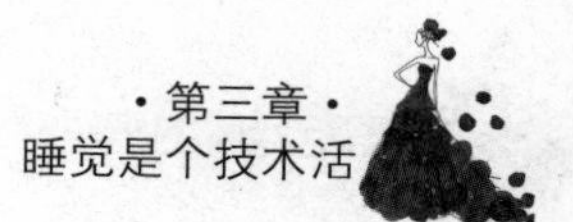

大、卧室熏香味道过重，都会影响睡眠质量。当睡眠质量差时，睡觉时就会意识到翻身，所以改善睡眠环境非常重要。

服用保健药物：在成年女性中，睡眠质量差一般是因为神经衰弱、褪黑素分泌过少引起，这种情况下可以适当吃点保健品。而少女睡眠质量差，翻身过于频繁，可能是缺钙引起的。建议及时补钙，可通过富含钙质的食物以及钙片进行调理。

健康悄悄话：

为了寻求最放松的睡眠姿势，人在睡觉的时候，会自动地翻身来调节自己的睡姿。人在睡眠状态中无意识地进行翻身运动，能提高睡眠质量，促进身体健康，所以它是一种很重要的生理现象。睡时翻身可以缓解肌肉疲劳，矫正脊柱歪曲，是健康睡眠不可缺少的。夜晚是身体休息的最佳时间，每个夜晚的睡眠都值得被认真对待。

§好睡姿才有好健康

有一句玩笑话说“姿势不对，起来重睡”，睡眠确实是有姿势要求的，并且不良的睡姿会影响人的健康，而正确的睡姿则益处多多。不少女性朋友清早醒来会觉得头昏眼花，腰酸背痛，疲惫不堪，究其原因，主要是睡姿不当造成的。

睡姿是人类在睡眠过程中的下意识肢体语言，不受意识的控制，所以它所传达的信息很少具有欺骗性，更能真实反映人的健康状态。

不良睡姿的危害

1. 仰卧是最常见的睡卧姿势。中医学称这种睡眠姿势为尸卧，采用这种睡姿，身体和下肢只能固定在伸直状态，不能达到全身休息的目的。仰卧时腹腔内压力增高，容易使人产生胸闷、憋得慌的感觉。同时，人在仰卧时还会自觉不自觉地把手放在胸前，使心肺受压，容易做噩梦。

2. 俯卧时，全身大部分重量压在肋骨和腹部，使胸部和膈受压，影响呼吸，加重心脏负荷。俯卧还会增加腰椎弧度，导致脊椎后方的小关节受压。俯卧时，颈部向侧面扭转才能使头歪向一边，这样又很容易造成颈肌受损。

3. 左侧卧时，双腿微曲，虽有利于身体放松，有助消除疲劳，但心脏

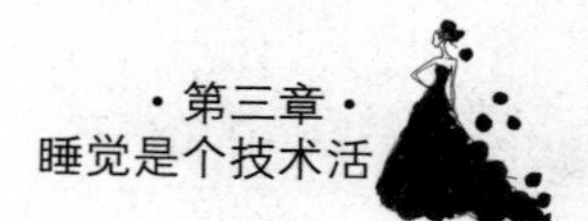

位于胸腔内左右两肺之间而偏左，胃通向十二指肠、小肠通向大肠的出口都在左侧，所以左侧卧时不仅使心脏受到挤压，而且胃肠受到压迫，胃排空减慢。

4. 趴卧，现在还有人喜欢婴儿式的睡姿，那就是趴着睡。这本无可厚非，但是爱美的女性可就要小心了，因为根据皮肤科医生的说法，若是常年趴着睡，我们的脸会受到压迫导致压痕残留，也有可能长一些皱纹。如果一次两次还好，但是日积月累下来，这可能引起皮肤的慢性变化，所以建议还是不要趴着睡觉。

一些注意事项

背部和颈部疼痛：如果我们经常感觉到脖子疼，那么面朝上睡有时候会使疼痛加重，但是许多人发现，仰着睡有助于减轻腰背的疼痛。如果我们感觉到自己的脊椎很酸痛，请尝试用不同的姿势和枕头来找到最适合自己的姿势。

睡眠呼吸暂停：俗称打呼噜，将自己的身体置于一侧，这样腹部可以帮助呼吸道保持一个开放的状态以减少打呼噜的症状出现。

胃灼热：如果我们有胃灼热，也就是胃部灼烧感，那么靠右侧睡觉会使症状恶化。这个时候可以选择靠左侧睡觉。

正确的睡觉姿势

正确的睡觉姿势应该是向右侧卧，双腿微曲。这样睡能够保证心脏处于高位不受压迫；肝脏处于低位保证充足的供血，促进人体的新陈代谢；胃内食物借重力作用朝十二指肠推进，可促进消化吸收。同时，全身处于

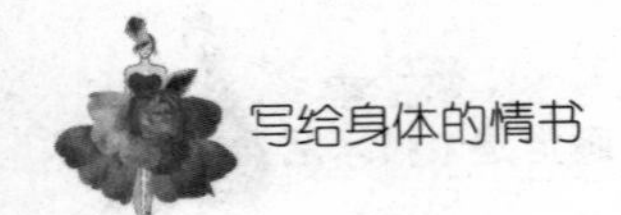

放松状态，呼吸均匀，心跳减慢，大脑、心、肺、胃肠、肌肉、骨骼得到充分的休息和氧气供给。

睡眠的姿势以右侧卧为最好，左侧卧及适当的仰卧为配合。蔡季通说：“睡侧而屈，觉正而伸，早晚以时，先睡心，后睡眼。”为什么要求侧卧呢？我国古来就有“站如松，坐如钟，卧如弓”之说，不论是仰卧还是俯卧都对心肺有一定影响。建议买厚一点的床垫，可以减轻被压侧的压迫感。只有侧卧时，人体内脏器官处在不那么受压状态；呼吸时，胸廓活动自如，心脏也不会受到手臂、棉被的压迫；两腿屈伸方便，身体翻转自如。侧卧就是所说的“卧如弓”。要求右侧卧的原因是，右侧卧时，胃、肝偏于右侧，心脏没有压力，可自由血循环；如左侧卧，肝、胃自然左偏会压在心脏上，这样会对心脏有影响。

对于一个健康人来说，大可不必过分拘泥自己的睡眠姿势，因为一夜之间，人往往不能保持一个固定的姿势睡到天明，绝大多数的人是在不断变换着睡觉的姿势的，这样更有利于解除疲劳。

健康悄悄话：

脊柱正常的生理曲度需要依靠理想的睡眠体位来维持，自然放松全身的肌肉。否则，可能引起落枕、脊柱病变、急性损伤等身体问题。理想的睡眠体位应维持脊柱的正常生理曲度，并保证全身的肌肉自然松弛。睡眠的姿势以右侧卧为最好，配合左侧卧及适当的仰卧。

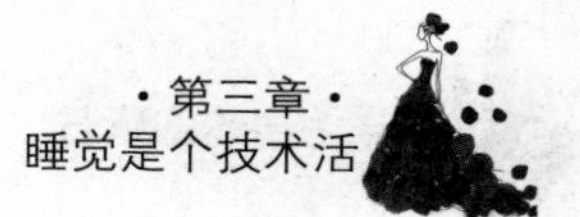

§睡觉时卸掉“零部件”

俗话说“睡眠是最好的补药”，睡眠是人体最完整、最系统、最有效的休息方法，也是科学养生重要的环节，只有在熟睡的过程中，身体各个内脏器官才能够进行排毒和代谢，维持内环境的正常运转。

有些人上床睡觉的时候喜欢全副“武装”，这样会给自己的身体带来伤害。以下这些“武装”睡觉 您有吗？

戴表睡觉

现代女性戴表主要不是为了看时间，更多的是把手表看作品位的象征，手表也越来越趋于饰品功能，有很多的女性朋友还是比较喜爱戴手表的。但是在睡觉的时候一定要记得将手表取下来，如果戴着手表入睡的话，不仅会缩短手表的使用寿命，而且还可能会压迫或者阻碍手部的血液循环，更不利于健康。因为手表中的电子产品特别是夜光表可能会产生一定的镭辐射，量虽极微，但专家认为，长时间的积累可导致不良后果。

带妆睡觉

现在很多女性朋友把化妆当成了每天必须做的事情，适当地化点淡妆，不仅能够提高女人的颜值，也会让女人看上去更加自信，但是在睡觉之前一定要记得将妆卸掉。

如果带妆入睡的话，就会堵塞毛孔，影响到细胞的正常呼吸，长时间下去，面部皮肤可能就会发生很大的变化，如毛孔粗大，皮肤暗淡无光泽，还会长斑长皱纹，所以要卸妆睡觉，并且卸妆一定要彻底。

穿内衣睡觉

有调查证明，每天穿文胸超过 12 小时的女人，罹患乳腺癌的可能性比穿着时间短或者从来不穿文胸的人高出 20 倍以上。女人穿文胸是为了凸显曲线美或保护乳房，而晚上睡觉时一定要记得脱下。穿着文胸睡觉会严重影响乳腺的血液循环，不利于身体的健康，而且还会大幅提高患上乳腺结节、乳腺增生的概率。因此，女性朋友在准备睡觉之前，切记将文胸脱下，让身体脱离衣服的束缚，身心变得更加放松，还能够帮助快速进入梦乡。

还有的女性朋友为了瘦身塑形，会穿紧身衣睡觉，希望在晚上也能塑造迷人身材。但是穿紧身衣会影响皮肤进行气体交换，也不利于身体进行新陈代谢和血液循环，严重的还会导致妇科病。据最近的研究报告，穿着紧身衣睡觉还会使促进睡眠的激素值降低和体温升高，这都是有碍于优质睡眠的。

没消气就入睡

俗话说，气大伤身。如果想要保证高质量的睡眠，在睡觉之前要避免出现不良的情绪，保持心情舒畅，一定不要带着气愤的心情入睡。如果带气入睡的话，会严重影响到睡眠，从而出现失眠多梦的情况，长期如此的

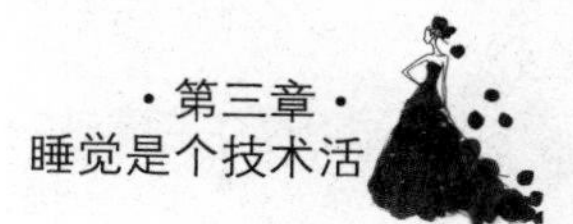

话，身体内脏器官各项功能得不到足够的保障，会加速衰老，而且对身体的健康也是非常不利的。

戴首饰睡觉

珠宝首饰是爱美女人的心头好，一件合适的首饰是整体造型的点睛之笔，凸显女性的个人风格与品位。戒指、项链、耳环、手链等，每个女人都会选择几样做装饰来佩戴。不过，白天佩戴首饰是为了美丽，晚上睡觉之前一定要摘掉所有的首饰，以保证良好的睡眠。如果戴着首饰入睡，可能会出现划伤皮肤或者出现压迫的情况，会影响到身体的血液循环，而且也可能会导致首饰磨损，影响到首饰的美观。

戴活动假牙睡觉

有些女性会戴着活动假牙睡觉，这样做是存在安全隐患的，例如打呼噜时张嘴，假牙会掉落，导致吞咽到肚子里去。因此，戴活动假牙的人在临睡前，最好取下假牙清洗干净，既有利于口腔卫生，又可安全入眠。

健康悄悄话：

高质量的睡眠不仅能缓解一天的劳累，对于美容养颜也有非常大的帮助，但是一定要牢记，在入睡之前，一定要将以上那些“零部件”去掉，这样才能够提高睡眠质量，让身心得到充分的休息、放松，让体态更加轻盈。

§不花钱的“睡眠美容法”

在这个世界上，睡眠也许是最为公平的美容方法，高质量的美容觉是女人最天然的、最有效的补养方式。并且睡眠对容貌气色的影响是立竿见影的。那么，我们要利用好这个不花钱的“睡眠美容法”。

我身边的美女们常常早上一见面就说：“哎呀，昨晚上没有睡好，今天起来脸色也难看了，黑眼圈也出来了，好丑哦。”

完成了一天辛苦的工作之后，身体已经感到劳累了，希望立刻拥抱柔软的床铺。不过，在睡觉前，我们还需要做几件事，否则美容觉睡不成，反而会给自己徒增一些烦恼。睡前习惯很重要，做好以下几件事，会帮我们更好地入睡，延缓衰老。

刷刷牙，洗洗脸

相比于早晨刷牙漱口，睡前刷牙更为重要，因为只有将口腔内的残渣清除干净，才能真正利于保护牙齿，对安稳入睡也有帮助，否则积物在口腔内发酵一整夜，会滋生无数的细菌，产生难闻的口气，对牙齿的伤害也很大。入睡前洗脸也十分重要，因为皮肤一整天裸露在外，受到电磁辐射、灰尘、自身油脂的污染，如果不进行深层的清理，将对皮肤造成累积的伤害。睡前洗脸可以把这些辐射粒子和一些灰尘洗干净，以保护皮肤清

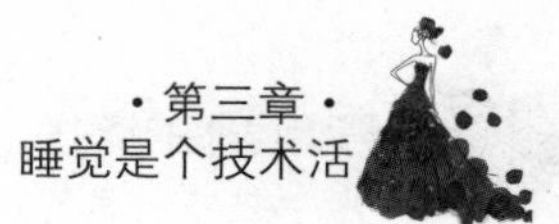

洁，使睡眠舒适、轻松。

睡前用五指梳头

古代的中医对于人体穴位有深入的研究与记载，资料上说人类头部有多处穴位，通过用手指梳理按摩，可起到刺激作用，能平肝、熄风、开窍守神、止痛明目等。早晚用手指反复梳理按摩头皮，长期坚持，能够起到提高大脑思维和记忆能力，促进发根营养，保护头发，减少脱发，消除大脑疲劳的效果，帮助女性快速入睡。

静心散步 10~20 分钟

散步的好处很多，会促进血液循环到体表，每晚睡前散步 15 分钟，边散步边平复心情，入睡后皮肤能得到很好的保养。散步后立刻躺下进入睡眠状态，不要再看手机或者书，使大脑的活动减少，平静地入睡。

喝杯加蜜牛奶

养生专家提出建议，睡前喝一杯牛奶具有安眠的作用。睡前 1 小时喝杯加蜜的牛奶，可助眠。

睡前动一动可助眠

如果不能外出散步，睡前先在床上做一些简单的小运动，可以收到与散步一样的放松效果。动作没有特别的要求，也不是固定的，可以自己开发一套适合自己的动作，坚持下来就会改善睡眠。可以仰卧在床上，把腿抬起，进行由上往下的运动。腿持续抬着不要放下，或者双腿垂直地贴墙躺在床上，每个动作重复10~20次，不断拓展自己的极限。这个动作可以塑造大腿的肌肉。我们还可以趴在床上，两腿缩在胸前，胸部贴着大腿根，双手伸直夹在耳朵旁边，手肘以上到手掌贴在床上。这个动作可以帮助排除宿便。

开窗通风换气

每天把家里的窗子打开通风换气，可以保证室内有新鲜的空气。睡前开窗半小时就足够，睡时再关好，有助于睡得香甜，但注意睡时不要头对着窗口吹风。

用热水泡泡脚

中医学认为，脚上的60多个穴位与五脏六腑有着十分密切的联系。脚是离人体心脏最远的部分，不容易得到养分与血液，尤其是到了寒冷的季节，血管收缩，供血困难。但是，足部又是人体穴位的集中区域，如果供血不足，会影响到肝脏、肾脏等多个脏器的正常运作。

所以，睡前用温热的水泡一泡脚，对促进身体的血液循环，加速新陈代谢有好处。若能养成每天睡觉前用40~50℃的温水泡脚，按摩脚心和脚趾，就能够收到很好的保健效果。

健康悄悄话：

有节律的生活是保持身体健康的根本。以《黄帝内经》为代表的中医理论认为，通过安排起居、调养精神，使人体的阴阳气与自

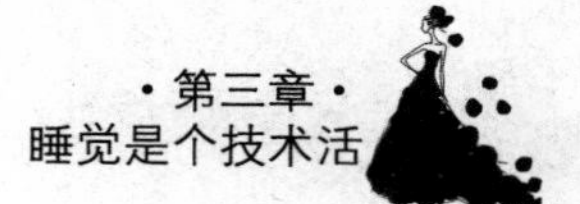

然界的阴阳气升降规律和四季阴阳消长的规律保持一致，才能起到保养精气、益寿延年的作用。想要睡觉也能使自己变美丽，就坚持践行“睡眠美容法”吧。

§睡前别“自我检讨”

“先睡心，后睡目”，睡前清空思想是一个重要的举措。很多人喜欢睡前思考总结一天的得失，进行“自我检讨”，往往思绪一发而不可收拾，容易导致失眠。睡觉是一天工作的结束，要学会放下负担，使自己的思想平静，只有大脑处于休眠状态才能安然入睡。

有的女性朋友喜欢把睡前当成检讨的时间，一边因为当天没有完成的任务而自责，一边做着第二天的计划，越想越多自然睡不着，在焦虑烦躁之中，导致第二天的行程也会变得与计划出入甚大。

睡前“自我检讨”的弊端

有些人一到晚上就会陷入负面情绪之中，好不容易能躺着了，却辗转反侧，难以入眠。我们思考的问题往往有：①为何倒霉的总是我？②我一定要搞清楚事情的是非黑白！③今天工作的事情又没干好，真是惭愧。④明天的项目要是开展不顺利，怎么办？……

符合以上几条都属于工作勤勤恳恳的“拼命三娘儿”，如此也算是最容易心理疲劳的人群了。在临睡前“自我检讨”，是入睡困难户的思维通病之一。按照字面意思，“自我检讨”是对白天发生的事情进行自我反省，“我当时怎么就没想到这样做呢？”“我是不是又给领导留下什么不好的印

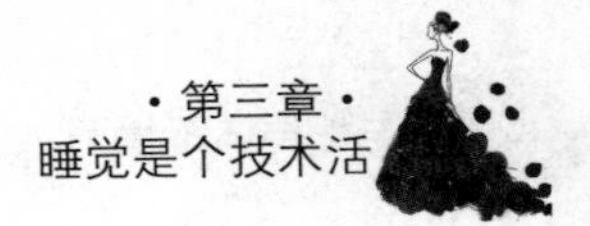

象了？”越是复盘，就越会陷入负面情绪当中。

当然，反省并不是什么坏的事情，反省有利于日后的进步，但各种否定自己，只能徒增心理负担，没有任何积极意义。

忙碌了一整天，人的身心都处于十分疲惫的状态，很难进行冷静思考，容易把事情往坏的方向想。

所以，睡前，大家就别“自我检讨”了，不如清点一下当天发生了哪些值得开心的事情吧。下面推荐几个快速入睡技巧。

女性快速入睡技巧

1. 别勉强自己入睡。

一些有睡眠问题的女性朋友每天都强迫自己入睡，但是，真正的睡眠是勉强不得的，越是强迫自己入睡，精神就会越紧张，也会越发失眠，睡眠质量就会越差。因此，请别再强迫自己入睡，建议有失眠问题的女性朋友们在睡前做一些放松身心的动作，可以帮助尽快入睡。

2. 养成良好的睡眠习惯。

健康专家指出，存在失眠的女性朋友们更要养成良好的睡眠习惯，到时间立即就寝，早睡早起，摒弃不健康的睡眠习惯，例如开灯睡觉、不按时睡觉、喜欢睡回笼觉等。

3. 睡前尽量放轻松。

很多女性朋友之所以会失眠，就是因为心思沉重、脑袋里想事情太多，这会令她们的大脑始终得不到休息，从而影响睡眠。因此，女性朋友们宜在睡前尽量让自己处于最轻松的状态，想一些愉快的事情，别给自己太大压力，放空自己的大脑，便会更容易进入睡乡。

4. 避免工作安排过满。

如今，存在失眠的女性朋友大多属于白领职场女性，由于经常在工作上给自己太大的压力，导致睡眠质量不好甚至失眠。那么，工作狂的女性朋友们就请对自己好一点，别把工作安排得过满，否则得不偿失。

5. 甩开 8 小时睡眠的固定思想。

我们经常说充足的睡眠一定要达到 8 小时，实际上，所谓的 8 小时睡眠就是一个平均值，如果我们把自己的思维固定在 8 小时的框框里，就会给自己太大的压力，反而不利于睡眠。女性朋友们只需要知道每天不熬夜，尽量早睡早起，睡前不吃太多东西，适当地做些小运动就好。

健康悄悄话：

睡前最好别想工作上的事情，别“自我检讨”，否则工作上的烦恼会让人睡意全无；同时，别想让自己有情绪波动的事，比如在工作上和别人发生的争执等。不如清点一下当天发生了哪些开心的事情，同时掌握上述的入睡小技巧，就能睡一个好觉，迎接明天活力满满的自己。

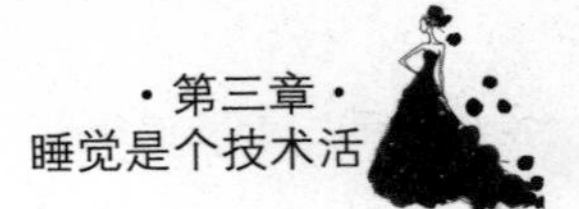

§高质量睡眠的“入睡仪式”

我们一生，有三分之一的时间都在睡觉，睡觉是给一天画上一个完美的句号，如此重要的事情怎么能缺少仪式感呢！生活需要仪式感，睡觉也一样。对于当代女性来说，睡前仪式感一定要足，只有这样才能给今天画上一个圆满的句号。

为了使自己安然入睡，建议每位女性朋友培养一个自己独特的睡眠习惯和嗜好，或者读几页优美的散文，或者听一段轻柔舒缓的音乐，当作送给自己的一个礼物，奖赏一下劳累的自己。

女性入睡必备仪式

1. 按摩。

我们人体的“安眠穴”在耳朵后面的凹陷处，每天睡觉前按摩穴位5分钟，具有安眠镇静的作用。

2. 泡脚。

每天入睡前用40~50℃的温水泡脚，可以解决入睡困难的问题，尤其适合脑力工作者。泡脚时先用温水浸泡，再慢慢加热水，泡到脚热、微微出汗就可以休息了。

3. 睡前沐浴。

养成每天睡前沐浴的习惯，洗澡不仅仅是为了清洁身体，也是一种有效地缓解压力和放松神经的方法。临睡前快速地沐浴5~10分钟，会得到全身心的放松，在沐浴后身体的温度就会变高。渐渐地，睡觉前体温就降下来了，睡意也会来了。但是切记不要洗热水浴，水太热体温降得慢，大脑迟迟得不到睡意。

4. 在良好的环境中睡眠。

将卧室的温度调节到20℃左右，并且保证室内空气流通。

5. 放松自己。

睡前应避免从事刺激性的工作和娱乐活动，也不要从事过分紧张的脑力活动，做些能松弛身心的活动，如洗个热水澡，读些消遣性的书刊、报纸，看看轻松的电视节目，听听柔和抒情的轻音乐，对尽快入睡大有帮助。

适宜入睡前吃的食物

牛奶中含有色氨酸，这是一种人体必需的氨基酸。睡前喝一杯牛奶，其中的色氨酸量足以起到安眠作用。饮用牛奶的温饱感也增加了催眠效果。

核桃是一种滋养强壮品，可缓解神经衰弱、健忘、失眠、多梦和食欲不振等等症状。每日早晚吃些核桃仁，有利睡眠。

桂圆性温味甘，无毒。桂圆肉补益心脾、养血安神，对失眠健忘、神经衰弱等有辅助治疗作用。中医治疗心脾两虚、失眠多梦的方剂“归脾丸”就有桂圆肉。

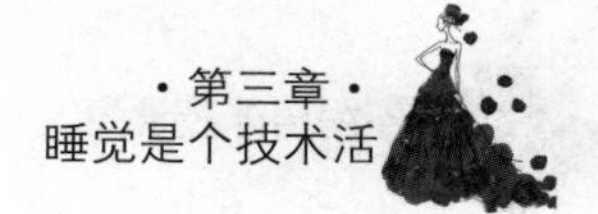

莲子有养心安神的作用，心烦多梦而失眠者，可用莲子心加盐少许，水煎，每晚睡前服。

劳累难眠时，可取食醋一汤匙，放入温开水内慢服。饮用时静心闭目，片刻即可安然入睡。

健康悄悄话：

建议长期失眠的人、上班时间不规律的人和经常出差（睡眠环境变化无常）的人都去设计一套只属于自己的“入睡仪式”。每天就寝前都做同样的事情，养成一定的行为模式后，身体就会形成条件反射，并自我暗示：“只要做了这件事，我就很容易睡着了。”

§切勿忽略睡眠不足

我国古代有这样的养生观念:“睡觉为养生之首，一夜不睡，百日补不回来。”健康的睡眠是真正的养身之道。对于女性来说，不要去拖欠睡眠，那样会大大增加产生不良健康后果的风险。

在睡眠上，女性每天睡眠时间都最好维持在8小时左右。晚上连续睡眠不要少于6小时，白天中午再休息半小时到1小时。进入睡眠的最好时间段是晚上10点到第二天早上6点。有些人从凌晨1点睡到早上9点，虽然时间是足够了，但因为没有把握好睡眠的最佳时间，睡眠质量也会较差。

睡眠不足的危害

不规律的睡眠时间越多，患病风险越大。大量证据显示，长期每晚睡眠时间不足5小时，会大大增加产生不良健康后果的风险，比如罹患心血管疾病、过早死亡等。

睡眠对人来说非常重要，睡眠质量的高低是身体是否健康的重要标志之一。睡眠不足会削弱机体抗御病原体的能力，还可引起各种严重的后果，对健康的危害很大，首先表现在神经系统过度疲劳，甚至发生神经衰弱，体力和脑力劳动效率降低，精力不济，记忆力减退，出现头晕眼花、

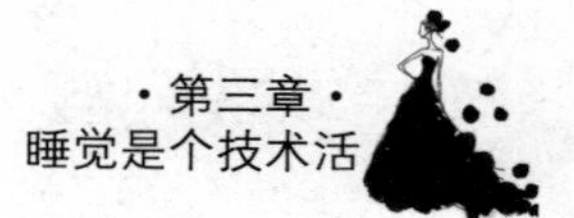

耳鸣乏力，严重者还会影响到心血管系统、呼吸系统、消化系统的功能，进而导致器质性病变。有睡眠障碍的女性朋友往往面色灰黄、智力下降、精神萎靡、抵抗力差、衰老较快等。

失眠的原因

中医认为，失眠常是由五脏功能失调所引起的，其中尤以心、肝、肾三脏为主，由于原因不同而有虚实之别。虚火内扰，心肾不交，则表现为惊悸、神疲、健忘、虚烦不眠等，多为虚证；若外受惊恐或肝郁化火、肺热扰心、心神不宁，则见烦热、惊恐或善怒，夜不得眠等，多为实证。前者当用滋养安神之品，后者则以清肺平肝之品调之。“不觅仙方觅睡方”是我国民间流传的一句谚语，这与科学家们经过研究后提出的观点“健康的体魄来自睡眠”颇为一致。

根据我国中医养生专家提出的观念，睡眠能够滋阴养血，缓解因阴虚血亏所导致的心悸乏力、口干潮热、头晕烦躁等症状。睡眠不足最易引起机体疲劳，如果患者睡眠不足，即使病情不再恶化，康复期也将会延长。俗话说“吃人参不如睡五更”，可见充足的睡眠有时比服补药更重要。

相比于睡眠的时长，睡眠的质量显得更为重要。清晨醒来，如果感到心情舒畅、精神饱满，说明身体得到完全的恢复；如果感到心情不佳、身体不舒服、眼皮跳动、头晕，说明疲劳没有得到恢复。这也可能是支配白天运动的交感神经与支配夜晚休息的副交感神经没有很好地交接，这时女性朋友可通过一些简单的床上运动来调节。运动的方法很简单：起床前，做几下四肢伸展运动，再做几下挺胸、扩胸和弯腰曲背运动，就会感到头脑清醒，充满活力。

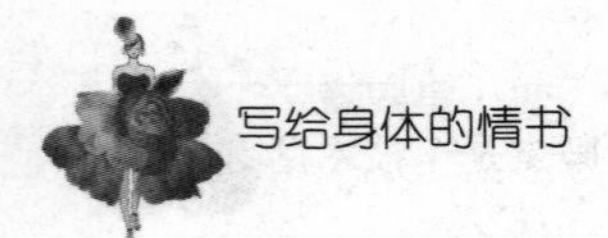

健康悄悄话：

有一位名人说过，“人生第一道美餐就是睡眠”。在日常生活中，很多女性朋友往往为了身体健康只注意饮食和运动，却忽略了睡眠这个重要因素。养生学家认为，如果希望自己身体健康，就必须注重睡眠，必须重视睡眠与健康的关系，只有这样，我们的身体才能通过睡眠全面消除疲劳。

第四章 生活律动起来

强度适宜的体育活动可通过各种感觉信息的输入，使人精神振奋，消除疲劳，摆脱烦恼。经常进行体育运动，可以锻炼人的意志并具有减轻应激反应及缓解紧张情绪的作用。女性经常参加体育运动，不仅可以增加社会交往，而且还有助于消除孤独感，并从中获得社会需要感的满足。

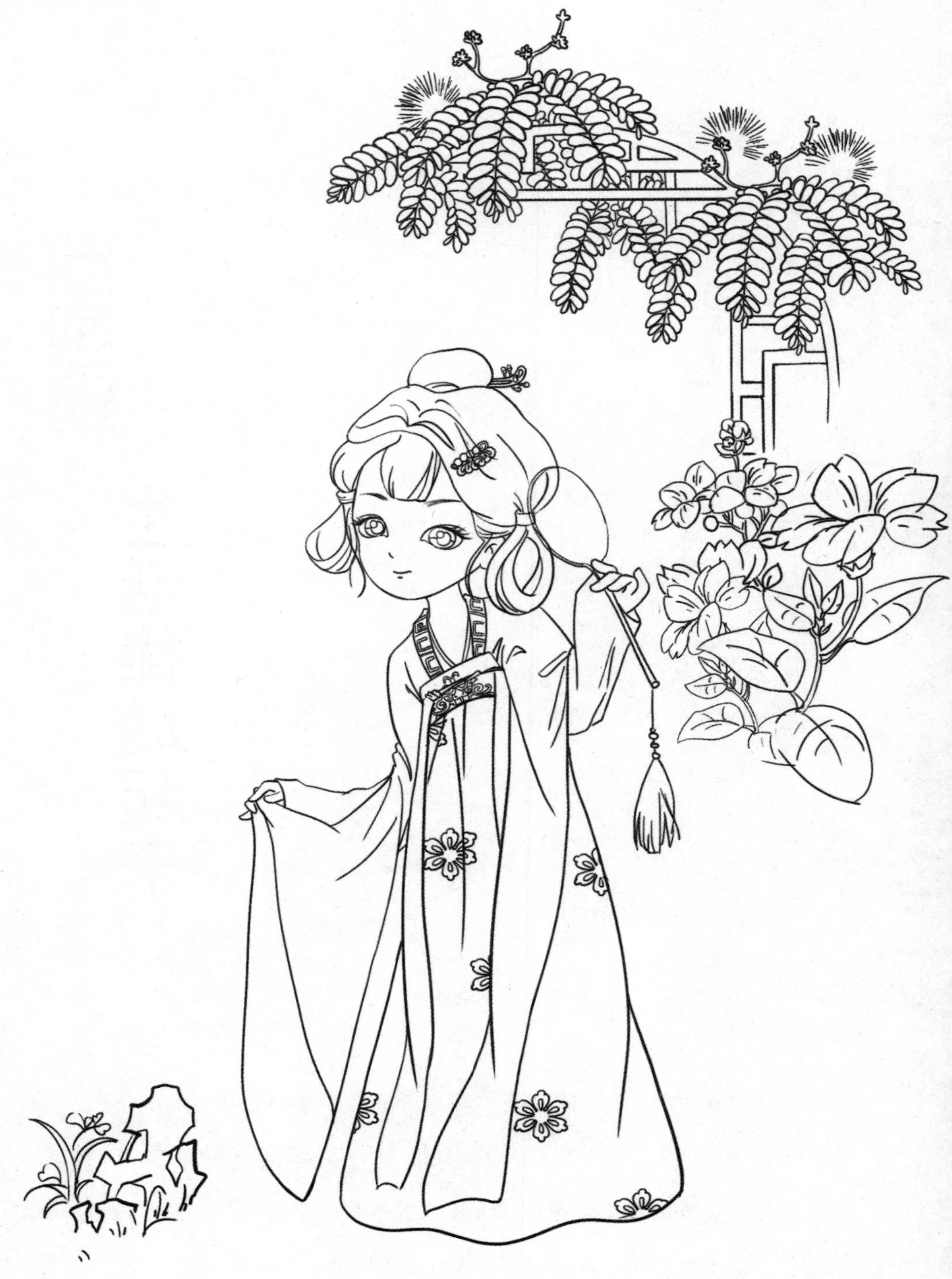

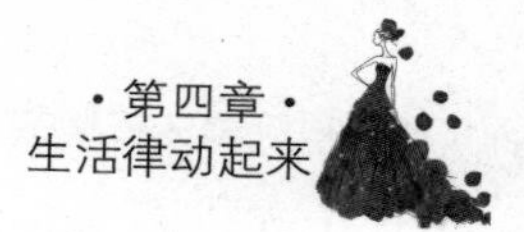

§运动就是我走我的路

现在，交通工具越来越发达，人们走路的机会越来越少，双腿走路的功能似乎已经退化了。其实徒步对身体好处多多，不仅能减肥还能达到健身的效果。

走路不仅能够强身健体，改善心肺功能，降低血脂，提高身体代谢能力和增强机体免疫力，还能呼吸到新鲜空气，让人沉浸在大自然的怀抱中，忘却生活中的烦恼。这里提醒准备靠走路来健身的朋友，要先把握好基本健身要素，做到“一高一长”：一高，是要拔高走，要挺直脊背走，要有往上长个的感觉，昂首挺胸。一长，是走路的时候要把步伐多迈出 10 厘米，尽量增大步幅，这样在摆臂、登地的瞬间，会使身体提高用力 20% 左右，增强了走路健身的效果。

走路的姿势很重要，正确的姿势是想象我们的头发是被头上一只无形的大手拉着的，把脖子拉长，抬起我们的胸部，让我们的肩膀回落。另外，假装有一根线在拽着我们的胸骨，让我们的胸部朝向上方，把胸腔从骨盆中向上抬起，然后把肚子贴向后背。

把这些动作要点深深地印在脑海中并不断重复：抬起下巴，把脖子拉长，两肩向后，挺胸，腹肌紧张起来，骨盆前倾，臀部保持紧张。

一脚前一脚后，学习猫的走路方式。把大部分的身体重心集中在我们

的大腿和肚脐之间。争取走一条直线，就像走在T台上的模特一样。这取决于我们的臀部和手臂摆动的程度，在身体移动的时候，保持我们的头和肩膀相对静止，看起来好像我们正走进风里一样，把肩往回收，让骨盆带领我们往前走。

尽量让脚向内，保持膝盖弯曲，然后稍微降低脚面（平步法），用前脚掌来控制膝关节的弯曲。或者以用后脚跟着地的方法来代替膝关节的弯曲。

大胆地抬起我们的腿，利用膝盖弯曲的方法，让脚面与地面有适当的距离，然后支撑腿的前方迈出适当的距离。如果我们希望让自己走路时有弹跳感，可以通过完全的重力变化来实现这一目的（比如在我们弯曲并抬起膝盖的时候，让同一侧的髋关节猛地降落，把身体的重心从脚面移到臀部）。

健康悄悄话：

尽可能地选择走路这种舒缓的运动项目，并不要过多地使用燃脂和快速进行的无氧运动。步行会带给我们全天的充沛精力，让我们整天都神采飞扬。同时感受到室外阳光空气的抚慰，身体健康的人能提高氧气利用率。

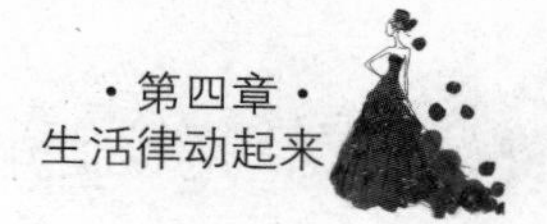

§这样动，激活大脑

生命在于运动。运动能够促进我们体内血液的循环、加速新陈代谢，消耗体内脂肪等。同时，运动能锻炼我们的大脑，使我们的大脑保持年轻而有活力的状态。

近期召开的神经协会年会上，加州大学的亚夫博士及其同事宣布了他们的研究结果：活泼的老鼠与安静的老鼠相比，大脑海马部位的神经连接和健康神经元比较多。这就让研究人员猜想：是否人类也如此呢?

为了检验这个理论，研究人员在女性中进行了修订过的迷你型智力测试，在实验开始和6~8年以后，分别测验这些女性的大脑功能。为了量化每个女性的活动，研究人员对她们进行了询问：平时在家的日常运动；每周爬多少级楼梯；平时走多少个街区。

研究结果发现，大活动量一组的认知能力下降的幅度比较小。运动带来的对大脑的保护作用可达到40%。亚夫博士说："只要稍微运动运动，就有益处。"因为它可使女性保持头脑灵活，如果运动量再大一些，效果会更好。

为了确保该实验结果的正确性，研究人员考虑了参加实验女性的年龄、本身存在的健康问题以及吸烟等因素。亚夫博士说："尽管有这些不同，但是运动和认知能力下降之间的关系还是存在。"

亚夫博士建议，每周打几次网球，每天走1英里路（约为1609米），

甚至还可以每周打一次高尔夫球，这些都可以保持神经元的灵敏。

大脑喜欢的运动

1. 跳舞。

跳舞能起到预防认知障碍的作用，能使人变得更聪明。研究表明，跳舞能够使我们患上认知障碍症的风险降低 76%，原因在于，跳舞能调动大脑中多个区域的神经功能，从而使手眼协调的能力得到锻炼。

2. 弹奏乐器。

弹奏乐器能够增强肌肉的记忆功能，改善手指的灵活性，从而使大脑的可塑性增强，引发大脑的机构发生变化。

3. 游泳。

当我们游泳时，水浸泡我们的身体，能使我们大脑中的血液流量增加。澳大利亚的研究团队发现，当我们的身体泡在水中时，大脑中动脉的血液流量增加了 14%，大脑后动脉的血流量增加了 9%。

4. 骑自行车。

骑自行车需要我们做好手脚的协调，并能促进体内血液循环，让大脑吸收更多的氧气。这也是我们每次骑车后会感到思维清晰的原因。

5. 打乒乓球。

研究表明，乒乓球运动需要大脑进行快速的思考，促进大脑的血液循环，进而给大脑提供充足的能量，具有很好的健脑功能。

女性健身的注意事项

1. 忽视了身体的信号。

导致身体疼痛和疲劳的原因很多，可能是受伤或生病，也可能是缺少

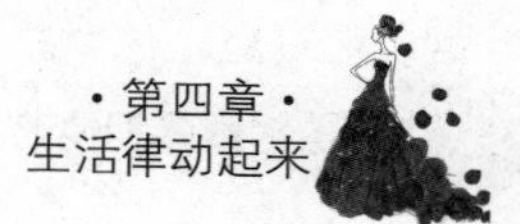

睡眠。弄清原因后要尽量调整，及时改换健身项目，让身体虚弱的部分得到休息。

2. 没有确定的健身目标。

很多人今天练腰，明天练腿，结果练了很长时间也没有什么效果。健身者一定要根据自身情况设定一个可以期待的目标。

3. 只关注生理改变。

锻炼效果不仅体现在体能的增强上。10 分钟的适度训练能改善人的情绪，让人很愉快。锻炼除了能改善睡眠质量，还能排解压力。

4. 运动后大吃大喝。

运动会让我们感觉更饿，如果我们认为此时可以吃任何东西，那就大错特错了。锻炼的确需要更多能量，但千万不要把食物当成奖赏。

5. 饮水不足。

充足的水分可以增加能量，同时也会减少食欲。每天喝 8 杯水。在运动的时候，还要每 15 分钟再多喝 200~300 毫升的水。

健康悄悄话：

随着审美标准的变迁，白领丽人们不仅要求自己的身材好，而且还希望自己不要过快衰老。坚持规律性的运动不仅可以延缓身体的衰老，还能够持续刺激神经，保持大脑的活跃度。

§运动要变着花样来

女人爱运动，这似乎已经成了现代都市女性的一句时尚宣言，将多种健身运动混搭一下，避免感觉到运动的枯燥无味，使健身一下子就变得有趣多了，更容易长期坚持，还能使养身效果翻倍。

适合女性的健身运动五花八门，有些是比较日常的，随时就可以进行，不需要什么器械；还有一些就比较专业，可能需要到健身房进行。适合女人的日常健身运动有以下几种：

滑冰

不论是旱冰还是水冰，均有助于锻炼身体的协调能力，使腿部肌肉更加结实而有弹性。同时，滑冰属于大运动量的运动，还会提高我们的肺活量。

打排球

排球，适合 35 岁以下的人群，毕竟它的运动强度很大，会使我们的个子越长越高，所以建议尽早加入这项运动。打排球对臂部肌肉和腹部肌肉的锻炼效果尤为明显，同时会使我们的头脑更加灵活，对身体灵敏性的提高也很有帮助。

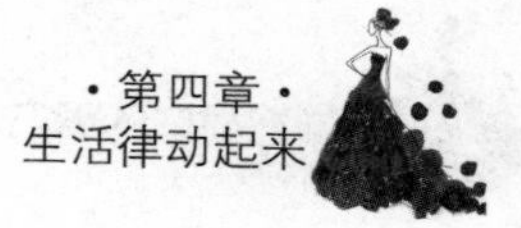

慢跑、散步

慢跑、散步不需要太大的投入，却可以有很大的收益。如果我们热爱运动或者减肥的话，最好选择跑步；如果我们没有时间的话，建议把每天的晨练放在上班的路上，最好是能走路就不要坐车。每天保持一定时间（30 分钟以上）的锻炼，会有利于减肥，最好的方式是跑、走结合。

很多人认为慢跑没有技术要领，其实不然，应该是三步一呼、三步一吸。而且在跑步的时候，后脚跟千万不要先着地，步幅要适中，不要太大，也不要太小，与肩膀同宽就可以了。跑步的时候千万不要东看看西看看，跑步对于场地的要求相对没那么严格，只要是空旷的地方都可以。在跑步的时候听一些节奏快的音乐，可以消除我们的疲惫感。

骑自行车

自行车可以有效地把健身与我们每天的生活结合在一起。这是一项最易于坚持的运动，它可以锻炼我们的腿部关节和大腿肌肉，并且对于脚关节和踝关节的锻炼也很有效果。同时，它还有助于促进血液循环。

瑜伽

很多爱美女性都酷爱瑜伽，因为瑜伽既能提高身体免疫力又能燃烧脂肪，不但可以减掉身上的赘肉，还可以放松紧张的肌肉和神经。在我们做瑜伽的时候，可以对身体以及大脑进行放松，让身体达到一个冥想的状态，配合空灵的音乐可以让我们有置身世外桃源之感。把每天做瑜伽的时间控制在半小时左右，并且坚持下去，时间长了就会发现不但身材变好了，而且气色还会非常红润。瑜伽可用于预防和治疗各种疾病。练习瑜伽时能使身体在某个姿势下静止维持一段时间，从而达到身心的统一。练习瑜伽可以平衡内分泌，平衡身体四肢，即使睡眠时间不长，也能保持良好的体力。

仰卧起坐

仰卧起坐随时随地可以做，不需要特殊的器械，只需要一个比较平稳的空间，躺下，双手抱住双膝卷腹，用我们的背部发力。这是一项非常方便的运动，不但可以快速消耗身体里面的多余脂肪，还可以加快新陈代谢，促进血液循环尤其对于减掉肚子上的赘肉效率非常好。

跳绳

跳绳不但可以提升我们的肺活量，还可以提高反应能力。长时间跳绳还可以让身材变得匀称，跳绳 1 小时左右可以消耗 1 千卡 (约 4.19 千焦) 的热量，等同于慢跑 1 小时消耗的热量。而且跳绳操作起来非常简单，只需要一个空旷的场地和一根跳绳就可以了，也比较适合现在的白领人士。

搏击操

由黑人搏击世界冠军创立的搏击操既是一项高强度的训练，也是一项快速有效减肥的运动。搏击操综合了拳击、空手道、跆拳道及一些舞蹈动作，要求练习者随着音乐出拳、踢腿。搏击操完美地结合了速度和力量训练，可以消耗大量的热量，加强腰部和腹部的肌肉力量，坚持练习 3 个月以上即可提高练习者 30% 的耐力。

跆拳道

跆拳道是以脚法为主的功夫。很多人练跆拳道不仅是为了强身健体，还可以防身。

拉丁舞

拉丁舞能充分释放感情，减轻压力，提高身体灵活性，强化心肺功能。跳舞时的人体状态：上半身，特别是肩膀应该高耸，身体的中部应该尽情扭动，表现出活跃、外向的特征，经常练习拉丁舞能够塑造完美的腰臀比例。

踏板运动

踏板运动是有氧健美操动作的一种，要求练习者在供氧充足的状态下长时间进行中低强度的运动。踏板本身所具有的高度，加上运动的强度，使完成相同动作所消耗的能量比在平地多，能有效地解决臀部下垂的问题。

健康悄悄话：

大家可以根据自己的身体状况和兴趣选择几种运动，变着花样来。增加运动的多样性，能提高我们的幸福感，加强身材管理和气质训练。

§从动到静不要急刹车

许多热爱运动和健身的女性朋友长期保持着良好的运动量和运动习惯。但是很多朋友忽略了一个重要的细节，那就是进行剧烈的健身运动以后不宜立刻终止肢体活动，保持静止或者相对静止的状态，这种做法对身体的伤害非常大，使健身、养身效果适得其反。

有人曾经做过一个实验，让100个人在跑步机上进行强度很大的跑步，并让有些人一下跑台就站着不动，结果有17个人不出5秒就晕倒了。

我们的身体进行剧烈的运动之后会发生一些内部生理变化，比较常见的变化包括心跳加速，呼吸变得急促，身体感到疲劳，这些现象并不会在停止运动后立刻消失。在进行剧烈运动时，由于肌肉处于高度亢奋状态，供血十分充足，一旦立即停止了运动，会使血液循环发生问题，从而发生前面描述的情况，甚至出现运动性晕厥。所以，运动后的放松活动十分重要，特别是激烈的运动后，做一些放松的活动是很有必要的，切记不能急刹车，这样才能远离运动性晕厥，让我们的锻炼更健康。

不宜立即休息

剧烈的运动会加快人的血液流动和心跳，使毛细血管迅速扩张，同时肌肉有节律地收缩会挤压小静脉，促使血液很快地流回到心脏。如果此时

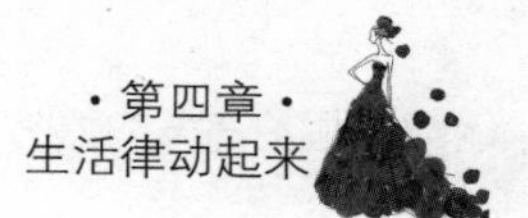

立即停止运动，肌肉的节律性收缩也会停止，原先流进肌肉的大量血液就不能通过肌肉收缩流回心脏，造成血压降低，出现脑部暂时性缺血，引发心慌气短、头晕眼花、面色苍白，甚至休克、昏倒等症状。

不宜马上洗浴

剧烈运动后，人体为保持体温的恒定，皮肤表面血管扩张，毛孔张大，排汗增多，以方便散热。此时，洗冷水浴会使血管立即收缩，血液循环阻力加大，机体抵抗力降低，很容易生病；洗热水澡则会继续增加皮肤内的血液流量，血液过多地流进肌肉和皮肤中，导致心脏和大脑供血不足，轻者头昏眼花，重者虚脱休克，甚至诱发其他慢性疾病。

不宜暴饮止渴

我们在进行剧烈运动之后经常会感到口干舌燥，感觉只有喝一大杯冰凉饮料才能够解渴。其实，这是极其错误的，因为大量饮水会降低胃液的杀菌作用，妨碍对食物的消化。喝水速度太快会使血容量增加过快，突然加重心脏的负担，引起体内钾、钠等电解质发生一时性紊乱，甚至出现胸闷、腹胀、心力衰竭等症状。

不宜大量吃糖

剧烈运动后，有的人喜欢吃些甜食或喝糖水，其实这很不科学。因为运动后过多吃甜食会使体内的维生素 B_1 大量消耗，出现倦怠、食欲不振等症状，影响体力的恢复。

不宜饮酒

剧烈运动后，人的身体机能会处于高水平的状态，此时喝酒会使酒精成分以更快的速度进入血液，对肝、胃等器官的危害比平时更大。长期下去，可引发脂肪肝、肝硬化、胃炎、胃溃疡、痴呆症等疾病。

健康悄悄话:

不同的人所能承受的运动量也各不相同，不要用别人的标准来要求自己，要找到符合自身情况的运动强度和运动量，健身运动才会更加安全有效。每一次运动前要做好准备活动，充分热身。运动时间、运动强度要由小到大，以防止运动损伤及给心脏带来的过度负荷。运动结束时应做放松活动，从动到静不能急刹车，以帮助心血管系统和肌肉恢复，这是保证健身运动安全的重要环节。

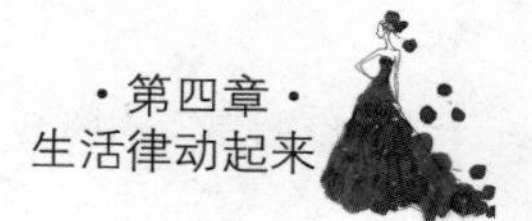

§运动前先自报年龄

女性在各个年龄阶段都应该坚持运动，因为生命在于运动，运动是一件对身体很有利的事情。但是我们在不同的年龄阶段应该选择与年龄相适应的运动方式，只有这样才能有效发挥运动的效果，达到养生目的。

女性关于运动的选择，也是要分年龄阶段的，年龄不同的女性，精力体力都会不一样，对运动的耐受力与反应也有差异。

专家建议可根据自身的条件从几个方面进行选择：

20岁：培养健身习惯

女人在20岁的时候正处于青春飞扬黄金时期，身体各项机能正处于鼎盛阶段，各方面素质均达到人生的最佳点。此时要趁年轻培养良好的锻炼习惯，为日后生活多积攒一些“健康储蓄”。20岁左右，精力旺盛，可以选择高强度的运动，如跑步、拳击、各种对抗性强的球类运动等。这些强度较高的运动项目可以有效地解除精神压力，使全身肌肉更发达，并能增强耐力和身体的协调性，保持身体的良好状态。20多岁是人体骨骼成长的最佳阶段，可以将跑步、力量训练等练习纳入到锻炼项目里。适合20岁女性的锻炼方法很多，比如：跳踏板操、练跆拳道、跳拉丁舞等，每周锻炼4~6次，每次最好坚持1小时以上。

30岁：与脂肪战斗到底

大多数女性30岁时已经完成了生育，身体外形和身体机能也发生了变化，皮下渐渐堆积了一些脂肪，并且她们还要在工作和家庭中寻找平衡点，压力较大。因此要在保持健康的基础上，锻炼肌肉和柔韧性，尽量减少脂肪，保持自身活力，有助于缓解压力。30岁左右，正值壮年，可选择攀登、踏板、武术等运动，既可以减轻体重，又能强化肌肉，特别是腿部和臀部肌肉的弹力。这个年龄段的女性，最好每周3次到健身俱乐部进行一些器械训练，以提高新陈代谢率、燃烧多余热量、增强肌肉力量。当然，瑜伽、普拉提等柔韧性锻炼也是不错的选择。

40岁：美丽与健康并重

女性在40岁的时候容貌依旧美丽，然而身体机能却产生了下降的趋势，需要依靠运动来保持。此时，健康才是真正的美。很多40多岁的女性为了保持健康，经常运动过度，导致身体受损。40岁左右的女性宜选择爬楼梯、打网球、游泳等强化全身肌肉的运动，以保持正常体重，延缓衰老。

50岁：关注身体的柔韧性

女人在50岁的时候已经工作了几十年即将退休，这个阶段需要锻炼身体的柔韧性，保持每个关节的健康和强壮。女性在50岁的时候，精神和体力都会出现不同程度的下降，这个阶段不再适合高强度的运动，划船、打高尔夫球这类比较温和的运动是理想的选择，能够强化全身肌力及提高骨骼密度。这时候进行运动健身的主要目的是消除疲劳，锻炼身体柔

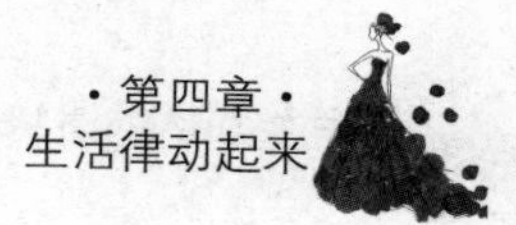

韧性。

健康悄悄话：

如今，越来越多的女性朋友加入到运动健身的大军之中。其实，不同年龄段的人，由于体内激素的变化或生活习惯的改变，对运动的耐受力和反应有差异，塑造完美身材的方法各有不同。我们应该结合自身身体条件，找到适合自己年龄的运动方式。

§这些时刻运动要悠着点儿

女性朋友进行健身运动的主要目的是保持健康苗条的身体形态，真正有效的锻炼方式应当是循序渐进的，从每周两三次，到慢慢适应后每周3~5次，以不激烈的游泳、慢跑、慢走、瑜伽等运动为主，每次运动时间控制在1小时左右为宜。

女性随着年龄的增长会出现初老的迹象，体内的肌肉量出现明显的流失，出现骨质疏松的症状，肌肉和肌腱的弹性降低，体内脏器的功能都有所下降，因此女性朋友进行健身运动时要注意以下几方面，否则，一不留神就会造成运动损伤。

防止运动损伤

运动前不进行充分的热身，肌肉很容易受损，因为身体还没有做好承受突然性动作的充分准备。热身运动不仅可以提高肌肉的适应性，还可使关节变得灵活。中年人的骨骼、肌肉的适应性都“今不如昔”，如果没有经过“预热期”，骤然大量运动会产生许多对身体组织和肌肉破坏性很大的氧自由基，造成血浆中锌与铁的丢失，使体内无机盐失去平衡。因此任何运动，都要有“起势”，有“收势”，循序渐进，切记不能一下子进入高负荷的剧烈运动，也不能突然停止。

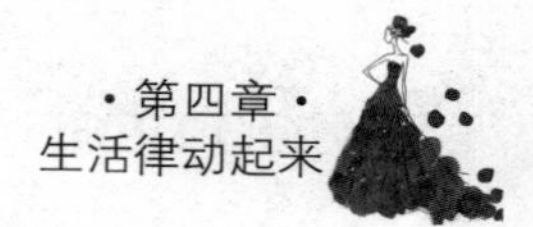

运动前的热身准备活动是非常有必要的，热身活动包括适当压压腿，活动活动腰身，轻柔地做些伸展运动等，特别是腰、膝、踝、肩等关节要活动开，“预热”足够再开始运动。运动后要有整理活动，可以通过做操、深呼吸（以腹式呼吸为主）、上肢和下肢交替抖动、抻拉等方法让身体充分地放松。

留意损伤切莫硬撑

女性朋友在运动时需要时刻留意身体发出的信号，身体感到不适时要及时调整运动强度。在运动中发生急性损伤时，最好能够中止运动一段时间，待完全康复后再继续进行锻炼。如果各种症状未能得到缓解，应立即到医院运动康复科、外科或骨科寻求医生的帮助，以免伤势进一步加重。

运动前进行身体检查

女性朋友在生理期或身体状况欠佳时会比较虚弱，不适合进行剧烈的运动，这时不应勉强运动。在运动过程中出现胸闷、胸痛、憋气、头晕等不适症状时，应立即停止运动，并及时到医院就诊。

避免快速和变化过猛的动作

中年女性朋友的韧带弹性已下降，易扭伤，一些爆发力强的动作极易损伤肌肉和筋骨，甚至会发生意外事故，因此应该量力而行，尽量避免过猛的动作。

急于求成，超量运动，想在短时间内达到一个比较好的水平而进行一些高强度的运动，不仅达不到健身的效果，还会使心、肺、脑等器官的供血和供氧量在短时间内减少。同时，心跳加快，血压升高，也会使运动中心脏病发作的危险大大增加，甚至发生猝死。

其实，就热量消耗来说，运动的时间比强度更重要，女性朋友坚持走路、慢跑、跳绳之类的运动强度小、灵活轻松的有氧运动项目，就能达到消耗热量、提高新陈代谢和改善体质的目的。锻炼后如感到食欲不振，疲乏倦怠，头晕心慌，睡眠不好，可能是运动量过大了，必须引起重视，必要时应咨询医生。

忌大雾天气锻炼

在雾天锻炼，由于呼吸量增加，势必会吸进更多的有害物质，影响氧的供给，这会引起胸闷、呼吸困难等症状，严重者会引起鼻炎、肺炎、气管炎、结膜炎以及其他病症。

无论是运动时还是平时，都应养成用鼻子呼吸的习惯。因为鼻孔里有很多毛，能够滤清空气，使气管和肺部不受尘埃、病菌的侵害。

忌不注意保暖

冬天室外温度过低，体感寒冷，肌肉与韧带会因寒冷的刺激而明显降低弹性和延展性，与春夏季节相比，全身关节的灵活性也会变差。如果锻炼前不做热身运动，会非常容易引起肌肉、韧带拉伤、关节扭伤，致使锻炼不能正常进行。运动时不可忽视保暖，否则会引起伤风感冒。天气冷的时候，可待身体发热后再逐渐减衣，开始锻炼时不必立即脱掉衣服，也不要等大汗淋漓时再脱衣服，否则容易感冒。

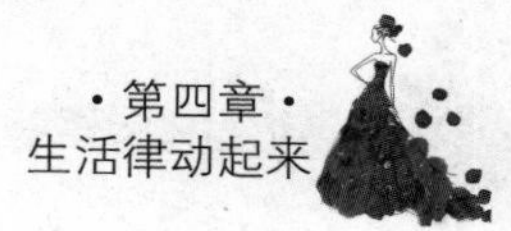

健康悄悄话：

现代人每天摄入的都是精细的高营养的食物，体重也不容易控制，很多受身材问题困扰的女性朋友计划疯狂运动，想迅速减掉增加的体重。这种做法是不正确的，甚至会起反作用。需要明确的是，要想恢复身材，可以通过少吃多餐，并配合一些有氧运动，让身体慢慢恢复。一些平时没有运动基础或暂停健身的女性朋友，切勿突然增加运动量，这样极易对身体造成伤害。

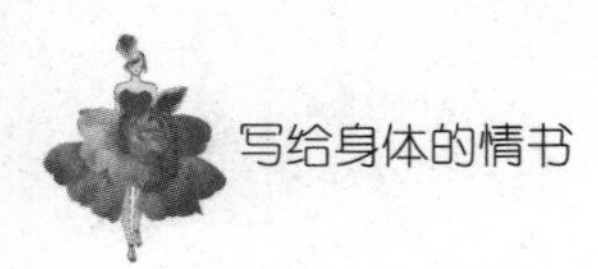

§动一动，不做“僵硬人”

很多女性会觉得，自己在工作以后，身体处于越来越僵硬的状态。为了调节自己的状态，女性朋友都会想方设法地增强身体的柔韧性，顺便塑造形体。而健身正是一种放松和塑造形体的好方法。

从增强体质这一方面来说，健身也是一个很不错的选择。健身可以帮助放松肌肉与神经，塑造形体，但需要注意选择适当的方式、方法。

适合女性的工作操

消除由于长时间坐在办公桌前工作而累积的腹部赘肉有很多种方法。其中简单、实用的方法如下：

第 1 步，坐在椅子上，将两腿慢慢往上抬。

第 2 步，两手轻轻地放在小腹上，慢慢吐气，吐气的同时逐渐收紧小腹。

第 3 步，吐气慢慢加快，小腹越收越紧，肩膀保持轻松。

第 4 步，吐完气的同时，要使小腹收到最紧的程度。

第 5 步，肩膀与小腹要尽量放松，再慢慢地开始吸气。

第 6 步，尽量吸气，此时不要刻意收缩小腹，转而换成腹部向下压的

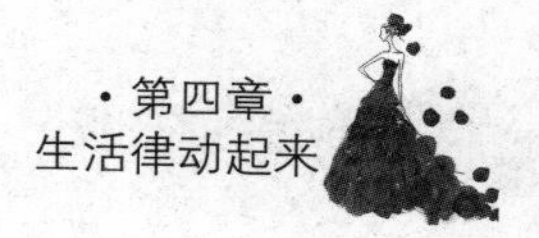

方式。

每天上、下午各做2~3次，每次至少做8拍，持续3个月后，不但能减去腹部的赘肉，保持魔鬼般的身材，而且还能纾解工作中的压力。

简单动作有效消除晨僵

病变的关节在早晨起床静止后的一段时间会有僵硬甚至黏着的感觉，一般时间比较长，在简单的活动后情况有所改善的症状叫作晨僵。一般有风湿、类风湿的办公室女性比较容易发生这种情况。

醒来后平躺在床上，然后双手握拳，用力握紧后再松开，速度不宜过快，重复进行30~50次即可。在打开手掌的同时也可以使手指尽可能分开，跟握拳交替进行。

坐起来后交替进行腕关节的活动，进行15~30次即可，可以交替活动也可以同时活动。

在洗漱前用50℃左右的温水浸泡双手，时间为5~10分钟，对晨僵也很有效。

起床时舒缓下颈部全天舒适

保持上半身挺直的姿势盘坐在床上，全身放松，收腹挺胸。深呼吸，在吸气的同时尽可能地舒展脊椎，甚至感觉上半身被拉长，保持姿势10~15秒，保持呼吸平稳。肩膀要保持放松，不能出现耸肩的情况。然后在呼气的同时将头向任意一方倾斜，使同侧的耳朵尽量靠近肩膀，然后保持呼吸自然平稳，保持姿势15~30秒后换另一侧重复，交替进行3~5次，如果感觉到不舒服就要及时停下来。这个动作有利于舒缓紧绷的肩颈，对

面部的血液循环也有不错的助力作用。

还可以做肩绕环，这个动作能够充分地活动肩关节，同时起到按摩舒展的作用，能够消除肩部肌肉的僵硬感。

长时间待在有空调的屋子里，缺少睡眠以及运动，并且生活没有规律，使得精神较为压抑，就很容易出现晨僵的症状。另外，柔韧性的缺失以及走路机会减少也是出现晨僵的原因。在做上述运动时，应注意运动量和运动强度要循序渐进，以不感到肌肉酸痛为宜。此外，做运动必须长期坚持才能见效，一旦见效，仍应继续锻炼，以长期保持效果。

放松全身的屈膝拉伸运动

全身放松，平躺在床上，保持上半身挺直的姿势，膝盖弯曲。双手放在大腿后侧，保持深呼吸，同时双手抱住双膝，尽可能地向胸部靠拢，直到感到背部以及臀部的拉伸为止，保持呼吸均匀，保持 10~15 秒，然后再慢慢放松，重复进行 3~5 次。吸气的时候要吸满，然后尽可能地吐尽。如果感觉难度较大，也可以双手抱住单腿向胸部靠拢，然后再换另一边重复交替进行。在做动作的时候要力度适中，强度也视个人情况而定，避免过度拉伸造成肌肉拉伤。这个动作能够有效地释放紧张感，使得身体得到很好的放松。

如果想要塑造自己的形体，还可以配合瑜伽练习。众所周知，瑜伽是一种比较舒缓和慢节奏的运动，对于形体的拉伸和身体的放松都有很好的帮助。而且瑜伽对于柔韧性和身体的整体性要求比较高，在锻炼的过程中，能够帮助疏通上下经脉，让整个人变得更加神清气爽。

健康悄悄话：

拉伸总是会对身体带来好处，经常拉伸不但可以提高身体的柔韧性，还可以放松心情。虽然说运动随时可以做，但不能盲目做，每一个动作都有着自己的目标，或者是放松，或者是缓解疲劳，或者是提高柔韧性。运动要有针对性，可以针对身体比较僵硬的部位来拉伸，可以针对某块肌肉比较紧的部位来拉伸，可以在运动前做有目的的特定拉伸，可以在运动后对目标肌肉进行有效的拉伸。

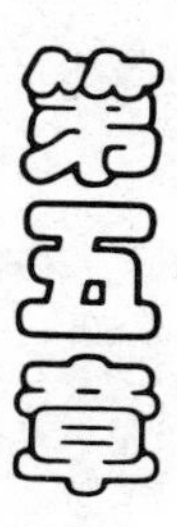

体重管理大师

女性朋友对身材怀有同样的梦想，令人羡慕的性感身材是所有女性为之奋斗的目标。因此，减肥似乎就成了女性永恒的话题。养成良好的减肥习惯有利于我们在获得苗条身材的同时拥有健康的身体。

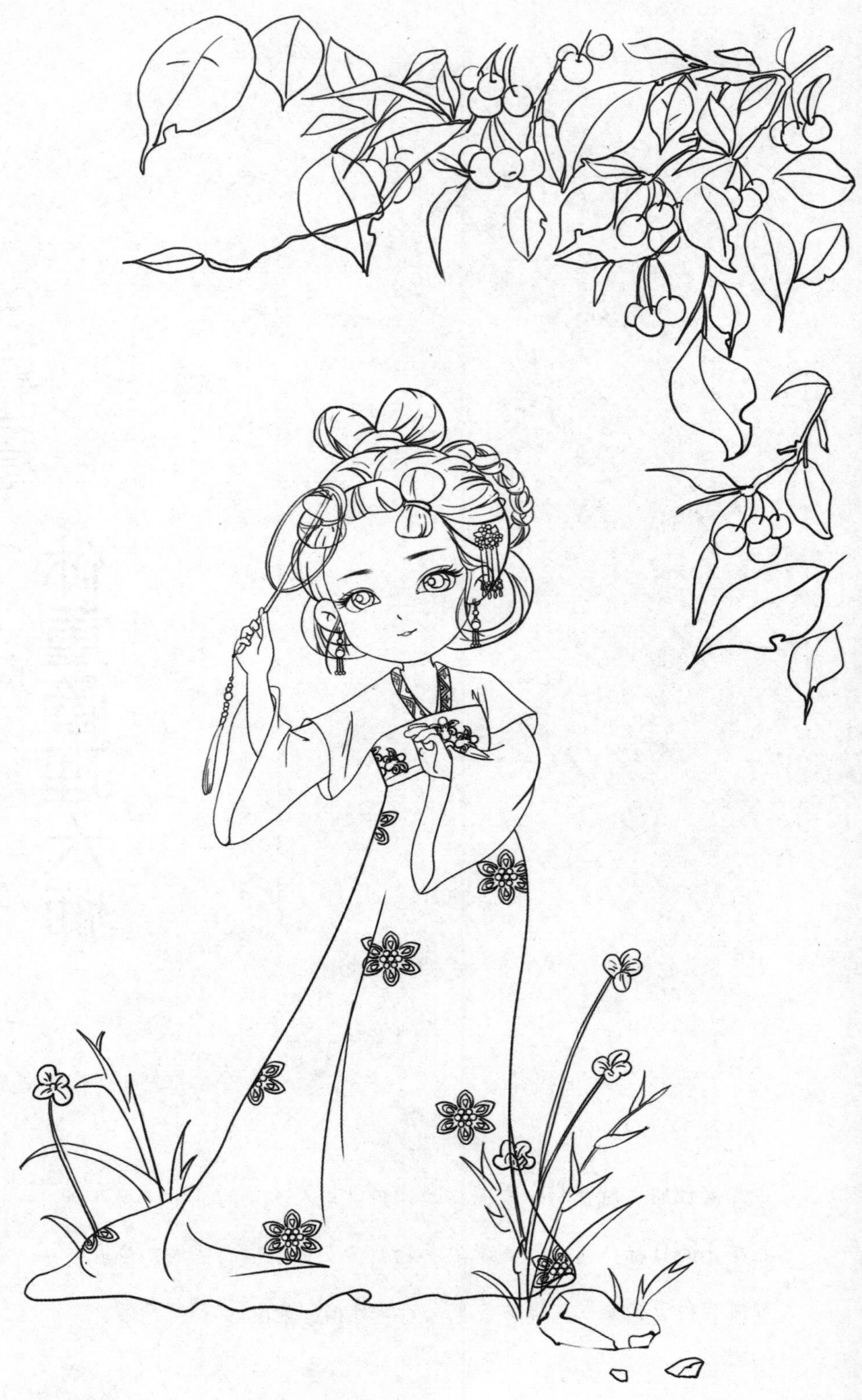

§湿胖 = 中国式肥胖

很多女性看起来身材臃肿，但并不是胖，是湿气重。每天祛湿，外表看起来就瘦！“湿胖”是中国式肥胖，其特点和根源不是多了肉，而是多了水。靠挨饿减肥成功的，就算暂时瘦了，也仍旧可能是“湿胖”的“预备役”。

节食瘦身而不吃主食的人，或者长时间伏案工作、缺乏运动的职场女性，她们每天都处于饥饿与疲劳的状态，但是身材却臃肿不堪。缺乏运动的人、脑力工作者和美食爱好者，这三种人最容易产生湿气。湿重的人身体总是困重的，因而懒得运动。而思虑过多、大脑能耗过度的人也容易脾虚湿重。湿重的人不仅眼袋问题严重，全身都会有因代谢能力下降而脂肪堆积的问题。一个健康的美人和有眼袋的湿胖者之间，隔着一个强健的脾。腰围接近胸围，是衰老的表现。脂肪容易存留在腹部，这是腰围变粗的关键原因之一。能给身体塑形、显露“三围”的，不是脂肪，而是肌肉。减肥先祛湿，才是正确减肥的关键所在。从湿胖的臃肿中解放出来，“享瘦”健康每一天。

什么是湿胖

“假性肥胖”人群就是中医常提到的“湿胖”人群，“湿胖”就是由于长期的体内湿气过重导致的肥胖。形成“湿胖”的原因有以下几点：长期空调房办公生活、缺乏运动，排便不畅、管不住嘴（常吃生冷硬食品）、生活环境潮湿。

如果通过运动或节食在一段时间内并没有明显的体重变化，那就要考虑自己是否需要用代餐粉来代替晚餐了，因为体内湿气所导致的“湿胖”会严重影响一个人的精神状态。

湿胖的表现

首先是体重，BMI 指数大于 24，就是超重了。但有人没有达到超重的程度，也不能说就不是“湿胖”，因为他们可能肌肉很少，脂肪和身体里的水很多，后者代替肌肉在“充数”，特别是女性，对“湿胖”与否的判断，要看她们肌肉的紧致度。

有个简单的检测方法，抬起胳膊挥手的时候，如果能感到胳膊下的肉随着挥手而晃动，就有可能是湿胖的表现，因为只有肌肉质地松软才会随动作摆动，如果是质量很好的肌肉，不可能随体位改变而晃动。

其次，就是舌头的两边有牙印。舌头由肌肉组成，能把牙齿的印都印上的舌头，只有一个可能，这个舌头的肌肉质地是非常松软的，而它的松软代表了全身肌肉的状况。所以，中医只要看到舌头有齿痕，马上诊断为脾气虚。因为中医的脾是主肌肉的，舌头的肌肉状态是全身肌肉状态的直接反映。

舌头有齿痕的人，往往伴随几个问题。第一是胃肠消化功能不好，吃点硬的就难受，稍微吃多点就堵在胃里，因为他们胃部的肌肉也和舌头一样是松软无力的，无力的肌肉在消化食物时自然不给力，所以很容易就消化不良。

第二就是很容易累，站一会儿就想靠着。因为他们四肢、躯干的肌肉也和舌头一样松软无力，不能很好地承重和支撑，所以才会不堪重负，不

能久站或者行走。

再次，表现在大便不成形。大便成形，其一要靠肠道肌肉对食物残渣的塑形。如果肠道肌肉无力，这个塑形就很难完成，大便就会不成形。其二是大便中含水多，肠道对食物中的水分吸收不够，这样质地的食物残渣也很难塑形。

前者是脾虚而致肌肉无力，后者是脾虚而致身体火力不足，代谢水分的能力不足，身体没能很好地用水。而肠道的这种状况，其实就是全身状况的“缩微”，在我们大便不成形的同时，身体里一定也停留着很多没能用好的水，这就造成了“湿胖”。

这些问题都和肌肉相关，也都是中医脾虚的证据，从这也就可以推论出：脾虚的人是“湿胖”的易患体质。因此，要想改变“湿胖”必须在健脾的同时利湿。健脾就包括强健肌肉的意思，只有肌肉强健了，肌肉中的线粒体才能最大限度地发挥功能。而线粒体，就是我们身体里最大的脂肪“燃烧场”。

健康悄悄话：

古人这样说：“千寒易除，一湿难去。湿性黏浊，如油入面。”湿气，可谓是现代女性健康的头号大敌，在我们身边，十个人当中估计有七八个人体内有湿邪潜伏。针对湿胖这个类型的肥胖，减肥的重点是祛湿，要把湿气去掉，同时还应该配合饮食、运动。湿气大多数情况下是脾虚或者外湿导致的，所以治疗时应该健脾。同时，在日常生活中，女性应该尽量少吃生冷和辛辣油腻的食物，以免损伤脾阳，影响脾胃功能。同时应该尽量在户外活动，在阳光下运动、锻炼，这样体内的湿气就会少一些。

§是不是胖，不能光看体重

很多减肥的人特别在意体重，好多人一天要称好几次，事实上，我们真的没有这么做的必要，很多女性由于过分在意自己的身材，总是与体重秤保持着过于亲密的关系。其实，是不是胖，不能光看体重，还需要看体脂率。

日常生活中，动不动就站在体重秤上查看自己有没有“增重”，却不知因称重而引起的情绪变化会直接影响到自己的饮食习惯和情绪，而这些对于健康减肥是没有一点作用的。没有一个人可以让自己在一天之内增加或减少太多的体重，但是体重秤却能够显示出我们微小的变化，所以真的应该考虑一下是否值得对体重秤投入如此多的感情。女性朋友在减肥过程中需要养成的好习惯是将体重秤从身边拿走。

如何正确测量体重

准确测量体重的方法：每周选择固定的一天，清晨起床后排空大小便，早餐前在同样一台体重秤上测量体重，每次测量的时候穿同样的衣服，就可以更好地排除其他因素的干扰，比较出体重的变化。

由于体重受很多因素的干扰，体重出现波动是很正常的生理现象，太过频繁地测量体重往往干扰我们的视线、打击我们减肥的信心，让我们的

减肥失去原来的步调。所以，每周固定一天（可以固定在周三或周四）来测量体重，比较出体重变化的趋势，不仅能及时检查我们的减肥成果，也能避免频繁测量体重对减肥的负面影响。

而排空大小便在早餐前测量体重，每次测量的时候穿同样的衣服，则可以尽可能地排除体内水分、存食、着衣重量等对体重的影响，能看出体重的真实变动值。

另外，由于体重受很多因素的干扰，单以体重变化来衡量减肥成果，也很容易把我们引向“只一味追求目前的体重下降，而忽视健康和持续的减重”的错误激进的做法，因此，减肥期间除了体重变化，我们还要结合身体围度和观感的变化，来综合判断我们的减肥是否真正取得好成绩。

人体的重量由骨骼、肌肉、脂肪、内脏和大量的水等构成，体重并不是判断“胖瘦”的唯一标准，还需要参照体脂率进行综合评判。

BMI、体脂率与腰臀比

对于超重和肥胖的标准，各国稍有差别。我国BMI正常范围为18.5~23.9，超重为24~27.9，肥胖为超过28。

计算方法：BMI=体重（千克）÷身高（米）的平方

体脂率反映了脂肪重量在人体总体重中所占的比例，又称体脂百分数。一般来说，成年人的平均体脂率为：男性15%~18%，女性22%~25%。

当男性脂肪比例超过25%，女性超过32%，体脂率与疾病之间的联系就会显现。体脂率超标，才是我们应该避免的“肥胖”。

要想获得精准的体脂率，需要运用专业的体脂仪，但使用不同器材会有数据上的偏差。骨密度仪也可以进行全身体脂测定，准确率要高于体脂仪。

不同的人，其身体囤积脂肪的部位也有“偏好”，有的人是腹部，有的人是四肢，还有人是臀部。如果四肢不胖，肚子很大，就是最危险的腹型肥胖，也称中心性肥胖。

腰臀比＝腰围 ÷ 臀围。正常男性腰围＜85厘米，女性腰围＜80厘米。世界卫生组织建议，男性腰臀比超过0.90，女性超过0.85，可诊断为中心性肥胖，需要及时进行体重管理。

健康悄悄话：

我们每日测量的体重是骨骼、肌肉、器官、体水及脂肪组织等身体组成的总重量，还要加上衣物和食物的重量。因此测量的数字并不十分准确，也会受到身体水分变动的影响。由于在体重组成中水分占成年人体重的55%~65%，所以短时间内体重出现起伏，多半是体水变动所致。

§这样加强饱腹感

饱腹感和饥饿感是相互对立的，长时间不进食，身体消耗过多能量就会产生饥饿感，相反，吃饱喝足后会产生饱腹感。营养学家的研究表明：食物的固有特性，如水分、膳食纤维以及宏量营养素的含量也会对饱腹感产生影响。

查看朋友圈里的动态，闺蜜一天吃好几顿加餐都不发胖，自己却喝凉水都长肉。想要养成易瘦体质，变身纤盈“初恋女神”，学会巧妙增强自身饱腹感是关键。

减重之钥：持久的饱腹感

饱腹感强的食物，往往存在三个特点：蛋白质含量高、膳食纤维含量高、含水量高。蛋白分子比较大，身体消化比较慢，更容易吃饱也更抗饿；膳食纤维有吸水膨胀的效果，自然饱腹感也很强；水没有热量，却能占用一部分肠胃，也能提供一定的饱腹感。富含水分的食物容易引起饱腹感，这是因为水分增加了体积，但不含热量，从而使食物的整体热量降低，用科学的方式称为“水分减低了食物的能量密度”，食用能量密度低的食物是保持健康体重的明智之举。纤维质的热量非常低，但它会增加体积。另外，吃高纤维食品通常要花多一点时间咀嚼，所以吃

东西的过程就满足了食欲，同时也减慢了吃的速度，让大脑有时间处理从身体里传来的“不用再吃”的激素信号。最后，因为纤维物质难消化，在胃和小肠停留的时间会较长，所以大脑从胃肠收到的信号一直是“我还很饱”的信息。

提供食物热量的宏量营养素有三种：糖类、蛋白质和脂肪。脂肪是能量密度最大的宏量营养素，每克大约含有九卡热量，糖类和蛋白质所含热量不及脂肪的一半。一直以来，人们认为“肥肉耐饿”，然而研究表明脂肪在胃部停留的时间并不长，蛋白质和糖类实际上更能让人有饱腹感。营养学家们认为，利用饱腹感的原理对日常主食进行调整，在同等热量的情况下，选择饱腹感强的食物，就能让人们在保证不饿肚子的同时，降低能量的摄入。

轻松增加饱腹感

对于初期开始减肥的人来说，最困难的莫过于控制食欲了，其实生活中有很多方法可以有效地帮助大家增加饱腹感，让我们的节食计划不再痛苦。

1. 细嚼慢咽。

进食时细嚼慢咽，除了更容易消化、对肠胃友好之外，还能增加饱腹感。细嚼慢咽的标准，建议是每口饭咀嚼 22 次左右。当我们一口一口地吃下很多食物之后，饱足感不会立即出现，可是没过多久又会觉得自己吃撑了。

2. 少食多餐。

少食多餐，是减肥圈中的老生常谈了，它是指将三餐的食量分为更多的次数来摄入，每次进食保持 50%~70% 的饱腹感就停止进食。减少单

次摄入的食物量，不易累积脂肪，而且能有效控制暴饮暴食等不良饮食习惯，减轻肠胃负担。

3. 多吃高纤食物。

为什么说高纤维食物能够带来强饱腹感？因为，膳食纤维含量高的食物体积比较大，能够占用胃部更多的空间；另外，强吸水性也辅助“占位”功能，共同延长饱腹时间。豆类、蔬菜、水果都是膳食纤维含量比较高的食物。

4. 适当进食坚果。

为什么说想要增强饱腹感，应该进食坚果呢？这是因为坚果中的脂肪、纤维、蛋白质均有助于降低食欲，从而帮助摄入更少的热量，同时保有饱腹感。

在营养膳食坚果中，红松籽仁更为珍贵，它享有“长寿果”美誉，富含不饱和脂肪酸、蛋白质、糖类、膳食纤维等。

5. 先满足嗅觉。

我们知道，人体的饱腹感需要经过一定的时间才能传达到大脑，所以想要瘦身的话，吃饭的速度也要尽量放缓慢。当我们品尝每一道佳肴时，先不要急着动筷子，闻一闻菜香，先满足一下自己的嗅觉，这样就能有效地降低我们的食欲，然后再细细地品尝自己的食物。

健康悄悄话：

想要成功瘦身，就必须有一定的耐心。寻找能够产生持久饱腹感的食物，对于轻松减重尤为重要。把我们沟通的对象变成食物，慢慢地吃，这样饱腹感也会很快出现。

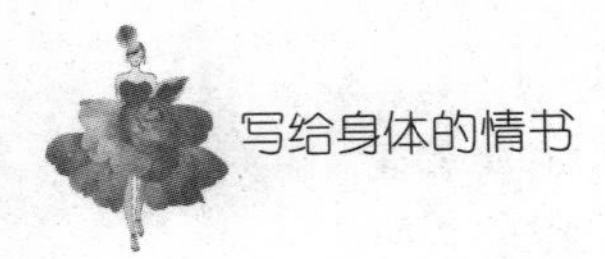

§减肥可以不缺肉

如果把我们的身体比喻成一座大楼的话，蛋白质就是这座大楼的钢筋水泥，是身体营养的“刚需”。而肉中富含蛋白质，能够满足我们身体的营养需求。并且，吃肉有助于减肥。

说起瘦身，大家的第一反应就是少吃点，特别是少吃点肉，殊不知，不吃肉反而有可能让体重比吃肉长得还快!

我们在节食减肥期间会有这样的感受：很少吃肉，可是少盐少肉的饮食也让我们的身体肿胀肥胖，而且少吃一点也不行，容易头昏眼花、手脚发抖，总是感觉自己很饿。

肥胖的原因不一定是多吃了肉类食物，恰恰相反，可能是因为身体缺乏肉类提供的营养。如果长时间不吃肉，导致蛋白质缺乏，也有可能引起肥胖。一些节食的女性朋友饮食中很少有肉，所以我们的身体中缺乏蛋白质，在这种情况下，我们消化吸收食物的速度非常快，血糖变化也非常明显，就会有头昏眼花、手脚发抖等低血糖的症状，饥饿感强烈，喜欢吃一些饼干、面包等甜味的小零食。因为人在饥饿的时候都想吃点含糖量高的食物来补充能量，但是糖油混合物才是导致肥胖的真凶。当不再节食减肥，开始吃牛肉，身体中的蛋白质得到补充，消化吸收的速度慢，血糖的变化更加平稳，就不会发生低血糖的症状，健康得到保证，体

重就下来了。

吃肉有助于减肥

首先，富含蛋白质的肉类食物会增强饱腹感，还能控制血糖的上升。肉提供丰富的蛋白质，100 克瘦肉就能提供约 20 克的蛋白质，膳食中足够的蛋白质能提供更长久的饱腹感，不会让因节食而饥饿感强烈的人过多摄入热量。而且富含蛋白质的混合膳食能延缓餐后血糖的上升速度，减少人体胰岛素的分泌，抑制脂肪的合成。

其次，肉类富含促进新陈代谢的维生素。肉类提供丰富的 B 族维生素，尤其是维生素 B_1(猪肉中含量较高)、烟酸、泛酸、叶酸等，它们都是身体热量代谢必不可少的营养素，没有它们，我们吃进去的热量很难被消耗掉，最后都会变成脂肪堆积起来。肉还能提供植物性食物中少有的维生素 B_{12}，长期缺乏维生素 B_{12} 会造成巨幼细胞贫血，严重威胁到人体健康。

再次，肉类调节血压血脂、预防慢性病。肉类还能提供必需脂肪酸。不是肉里都是饱和脂肪，其实，瘦肉里还有相当含量的单不饱和脂肪酸和 –6 多不饱和脂肪酸，功效类似橄榄油。

最后，肉类富含铁和锌，人体缺少这两类物质就很难瘦下来。肉类能提供丰富的铁和锌，而且吸收率较植物性食物中的铁和锌要高。人体铁不够是很难瘦下来的，因为铁在体内是氧气的载体，铁不足会导致体内氧气供应不足，脂肪分解酶的活性不足导致脂肪难以燃烧，基础代谢也会变慢，甚至内脏功能衰退。

怎样吃肉能减肥

1. 主食选择肉类。

我们身边都有这样一些人，他们偏爱吃肉，却一点也不胖，我们会纳闷，肉类不是属于高热量高脂肪食物吗？为什么他们就会这么瘦？其实肉类食物属于高蛋白食物，是肌肉不可缺少的营养素，如果我们身体内的肌肉增加的话，代谢也会越来越好，自然燃烧体内脂肪的速度也会变快，所以我们在吃午餐的时候还是积极选择鱼肉吧！

2. 多选择瘦肉。

从营养角度来说，我们可以通过食用鸡胸肉、去皮的鸡腿肉、酱牛肉等低热量的肉类来提升我们的基础代谢率，还可以多吃一些豆制品、奶制品来提升我们的饱腹感。鱼类食物不让人发胖的原因主要是里面含有大量的不饱和脂肪酸，它的特点是能有效防止腹部脂肪的堆积，但是如果真的不喜欢鱼肉，一些少脂肪的禽类肉也行，比如鸡肉。

3. 吃肉要有度。

很多食肉一族表示，自己一顿不吃肉就像没吃饭一样，所以家里的餐桌上从来都不缺肉。减肥可以吃肉，但不要吃过量，毕竟它们都属于高热量食物，每天瘦肉在 100 克左右即可满足需求，也就是做熟了的枣大的肉 5~6 块的样子，每周吃两次鱼，200 克左右为宜。而且为了避免摄入多余的油脂，尽量采取清蒸、清炖、烤的烹饪方式。

4. 吃肉不喝汤。

减肥期间可以适量吃肉，但是千万不能喝肉汤。因为肉汤里除了水就是大量的油脂，其他营养成分含量极微，喝一碗汤相当于喝了半碗油。喝汤补钙其实是一种误解，因此还是尽量少喝肉汤。

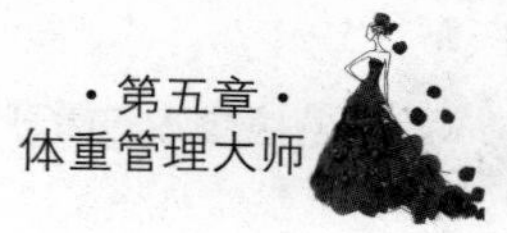

健康悄悄话:

很多人觉得吃肉会长肉，是肥胖的元凶。事实上，吃肉好处多多，它富含优质蛋白、脂类、脂溶性维生素、B族维生素和矿物质，是人体蛋白质的主要来源。而且蛋白质能够有效抑制胃饥饿激素，让我们更扛饿，也就是传说中的饱腹感更强，反而对减肥有帮助。

§营养吃够远离肥胖

我们正常人体每天都要消耗能量，并且需要及时进行营养补充，就好比汽车需要汽油、润滑油等才能开动一样。同样都是限制热量的饮食，如果我们选择营养素密度高的食物，就能从有限的食物热量中得到最多的营养素，这样我们就能达到既瘦身又无损健康的效果。

许多减肥的女性朋友都面临这样两难的选择：为增强身体健康而进补，却要冒着体重上涨的风险；如果长时间节食减肥，却可能因缺乏营养而影响健康。那么是否可以鱼与熊掌兼得呢？专家的回答是肯定的，戒掉坏的、养成好的饮食习惯，不仅可以保持营养均衡，更能帮助我们控制体重。

营养素密度高的三餐

首先，根据自身的热量消耗将每日的食物进行科学分类，不要先考虑自己不能吃什么，而要先明白自己必须吃什么。然后在每一类当中，都选择营养素密度最高的产品，远离大量添加油、糖、精制淀粉的产品。

主食类，包括五谷杂粮、各种豆类、薯类等，也包括早餐麦片、燕麦片、杂粮粉之类的速食食品，每天必须保证不少于150克（干重）主食。

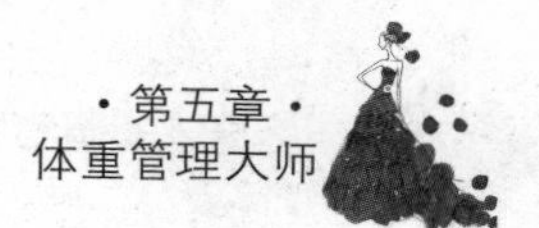

主食不能放油，不能放糖，也不能放盐，建议把杂粮煮成浓粥，这样体积大，容易控制食量，饱腹感也比较充分。

各种蔬菜每天500~1000克，其中有一半左右是深绿色的蔬菜，而且还要注意用少油的烹调方法。水果每天250~500克，多选需要咀嚼、饱腹感比较强的类型。糖分特别高的品种要注意限量，比如荔枝、桂圆、鲜枣、葡萄等。

肉、鱼每天50~100克，尽量选低脂肪的品种，不要用煎炸爆炒的方法，减少烹调油。煮汤炖肉要去掉浮油。豆腐小半块，鸡蛋1个。奶或酸奶1~2杯，第二杯要选低脂产品。

合理进行营养摄入

我们可以通过科学地搭配饮食、合理地从食物中摄取营养来避免营养过剩。

首先，肉类、谷类要合理地搭配蔬菜、水果食用，才能达到宏量与微量营养素的平衡摄入。食物的搭配应参照中国居民膳食宝塔进行科学配比，即谷类、蔬菜、水果的日常食用比例应大致在1:1:1。成年人应相应减少肉类的摄入，一般谷类与肉类食物的食用比例应在2:1左右，同时建议保持多样的饮食习惯，以达到营养的全面、均衡；易胖人群可在饭前先食用适量水果。

其次，选择合适的烹调方式使食物蕴含的营养能够充分被身体吸收。那么如何处理不同的食物才能让其发挥最大的营养价值呢？比如，肉类食物不宜进行长时间高温烘烤，否则不仅会导致部分肉类的营养物质流失，还可能产生有害物质。绿叶蔬菜则需要高温快炒，不宜长时间烹煮，不然

流失的不仅是蔬菜中的维生素等营养物质，其应有的口感和风味也荡然无存。

远离肥胖烦恼的三餐饮食准则

1. 营养巧组合。

经过长期的研究与实验，埃及著名营养学家努福尔提出论断：健康的身体需要蛋白质、糖类与脂肪的均衡摄入，关键在于巧妙组合，即将富含油脂的食物与豆类蔬菜组合，尽量避免和米、面、土豆等富含糖类的食物同吃。这样既能增加养分摄入，又有利于减肥。

2. 三餐要定量。

合理掌握三餐的进食量是保持健美的又一关键。食量不可过多，也不宜太少，需要注意的是，计算食物的热能与分量时要了解生熟有别。比如，熟鸡的重量只有生鸡的80%，熟牛肉的重量只有生牛肉的65%。此外，即使同一类食物所含热能也不完全一样，如100克童子鸡含热能约400千卡，而同等量的老鸡肉热能高达550千卡。要挑选养分相同但热量相对较少的食物。

3. 脂肪巧选择。

完全不吃脂肪既不可能，又损害健康，兴利除弊的唯一办法是巧妙选择。据营养学家分析，脂肪分为三类：第一类可大量增加人体胆固醇含量，如各种畜肉及其制品，奶油与乳酪中的脂肪；第二类对人体胆固醇含量影响甚微，如鸡肉、蛋类和甲壳类动物脂肪；第三类是能够降低胆固醇的脂肪，如橄榄油、玉米油和大豆油等。

健康悄悄话：

正常人体会维持体重的基本稳定，虽然可能一年之内有几斤的波动，但都在正常范围内，不会出现快速增加或降低的情况。如果吃的是营养平衡的食物，食欲不会发生很大的变化。从根本上来说，严重肥胖根本不是坊间误解的“营养过剩”，而是一种营养不良和代谢失调的表现。其实控制体重和吃够营养之间，并不存在很大的矛盾。要想多吃而不胖，关键在于提高食物的“营养素密度”，也就是单位热量食物中的营养素含量。

§提高代谢，打造易瘦体质

新陈代谢是影响减肥成效最重要的因素，但我们身体的新陈代谢速度会随着年龄的增长而逐年下降，那么我们就需要掌握提高新陈代谢的方法，挖掘新陈代谢的潜力，来打造易瘦体质。

“为什么有的人怎么吃都不胖，而我吃得少，还长肉？”很多女性朋友对此感到疑惑。其实，吃不胖与代谢好密切相关，代谢快了，脂肪燃烧的速度也会加快，就能很快瘦下来。

从根本来说，我们身体将每日所吃的食物转化为能量从而消耗能量的过程就是新陈代谢。新陈代谢是生命的重要特征，完成各种能量之间的转换。减肥的基本原理，也是根据新陈代谢来的。

提高新陈代谢的方法

1. 力量训练。

希望提升身体的肌肉量就要进行力量训练，在生长肌肉的过程中会加快新陈代谢。而且本身维持肌肉量就需要消耗一定的热量。所以说要想减肥效果好，进行力量训练是必须的。有些女性会担心练成肌肉发达的金刚芭比，其实无须多虑，肌肉没那么好练，特别是女性身体缺乏睾酮素的情况下，想要肌肉发达就难上加难了。

2. 饮水。

人活着离不开水，西方科学家在早年间研究发现，饮水可以让新陈代谢速度提高三成以上。保持身体充足的水分，能够加快身体代谢的速度。为了增加身体代谢速度，建议大家多饮水。建议运动人群，每天 40 ml/kg（体重），非运动人群，每天 30 ml/kg（体重）。

3. 饮食。

不同食物的代谢速度各不相同，所以，我们要清楚各种食物的营养含量和代谢速度。能提高身体新陈代谢的食物包括三文鱼、菜籽油、绿叶蔬菜、绿茶等，在我们的饮食餐单中，应该考虑增加这些食物的比例了。

4. 充足的睡眠。

现代人的肥胖，大多是作息时间不规律、熬夜、睡眠不足造成的，每天保证 7~8 小时的睡眠，身体新陈代谢会正常。不良的作息习惯会降低身体新陈代谢，这样的身体，喝凉水都长胖。通常，成年人的最佳睡眠时间为 7~8 小时。健身者由于体育锻炼，需要更多的时间进行机体修复，他们的最佳睡眠时间通常为 8~9 小时。

5. 按摩淋巴。

淋巴是我们身体的排毒系统，如果淋巴循环不良就会影响身体健康，毒素排不出去积聚在体内致使身体发生水肿。睡前按摩淋巴，可以引导身体排出多余毒素和水分，不仅美容养颜，而且还可以加速分解脂肪，让我们睡醒后发现浮肿不再，身体也会显得轻盈些。

导致基础代谢率下降的因素

基础代谢率是指人体在不受外界温度、食物的刺激及自身情绪的影响，肌肉和精神保持极端安静的状态下时的能量代谢率。

1. 过度节食。

科学研究证明，自我保护是我们身体的本能。当我们摄取的热量下降时，身体会自动减少其他功能的能量消耗，让仅有的热量可以维持生命运作。比如生理周期延后或不来，或是大量脱发等都是过度节食可能会导致的状况。

2. 睡眠。

影响人体的基础代谢率的激素是身体在我们睡眠的时候分泌的生长激素，生长激素分泌会间接影响基础代谢率。可是生长激素不是睡着了就会分泌，它的主要分泌时间在晚间 11 点至凌晨 1 点，错过这个时间段入睡，睡再久也不能补救损失的生长激素。

3. 年纪。

我们每个人的体内都有一台时时刻刻都在燃烧热量的小马达，这台小马达就是新陈代谢机能，遗传基因的不同决定着每个人燃烧脂肪的速度各不相同。但是，随着年龄的增长，新陈代谢率也会逐年下降。人在 25 岁时基础代谢率达到高峰，之后每 10 年会下降 2%~5%。年纪的影响因素是最不需要被讨论的，因为没有人能改变。减重门诊常需要提醒减重者：要先调整自己的心态，不要一直想着“我以前这样吃都不会胖”，这对现在的减重计划是没有帮助的。

4. 通过减肥药来减肥

大部分的减肥药只是加速排泄，去除身体的水分，对于减肥的效果真的是有限的，并且对身体有不可预计的伤害，不要再用这样的方式伤害自己了。

健康悄悄话：

一般来讲，女性朋友过了 25 岁之后近 10 年时间内，如果不做额外锻炼，身体新陈代谢的速度会下降得很快，热量会迅速在体内堆积成脂肪，女性会觉得这段时间很难维持形体。但即使这样，我们仍可挖掘新陈代谢的潜力。代谢消耗热量，外加运动消耗热量，大于饮食摄入量，那么就能燃烧脂肪，达到减肥目的。如果身体在一个高新陈代谢的水平运行，那么我们就成功塑造出易瘦体质了，这样减肥也轻松，保持身材就更轻松了。

§生活中的防肥策略

俗话说："爱美之心人皆有之。"人人都有追求美丽的权利，现代女性越来越注重自身健康，越来越在意身材，但工作已经占据了我们生活中的大部分，导致我们无暇健身，那么我们应该掌握生活中的防肥策略，让自己远离赘肉横生的身材，拥有婀娜多姿的曲线。

现在的学生党会特别羡慕在职场叱诧风云的白领丽人，希望自己赶快毕业参加工作。然而，等到真正上了班才知道，死气沉沉的办公室气氛，一动不动地盯着电脑，让自己皮肤变得暗黄粗糙，身材更是赘肉横行，穿什么都不好看。

说到现代职业女性，更多人想到的是拿着早餐挤地铁，中午吃快餐，晚上加班吃泡面，一天到晚坐在电脑前，肥胖成为现代女性最大的工伤。那么到底是什么导致了上班族的肥胖呢？女性在日常生活中应该如何避免肥胖呢？

职业女性实用减肥方法

1. 少在外面吃饭。

中午如果我们的午餐是在公司解决的话，那么，我们要明白外面饭馆

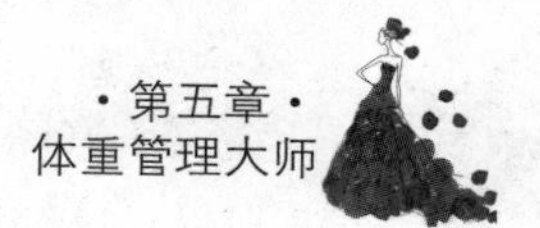

的菜肯定是比自己家做得更油腻，也就意味着含有更多的热量和脂肪。我们可以考虑自带饭菜，或是留意公司附近有没有提供低脂饭菜的餐馆。

2. 规律饮食，晚饭少吃。

现在生活节奏加快，很多职场女性来不及吃早餐，中午吃简餐，晚餐却成为一天中最重要最丰盛的一餐，这是非常不健康的饮食习惯。这样无规律的饮食会造成新陈代谢紊乱，身体里的新陈代谢也会成为我们致胖帮凶，长时间不进食，身体误以为你处于饥荒状态，新陈代谢自行“休眠”后，热量的消耗会越来越少，长久下来就会发胖。

同时，现在上班族下班晚吃饭晚，如果晚餐吃得太晚太多，会给肠胃造成很大的负担，消化不掉的热量变成脂肪堆积在肚子上，日积月累自然就会长出赘肉，变成难看的小肚腩。所以，每天的晚餐除了吃的清淡外，还要尽量少吃。但是，少吃不等于不吃，如果觉得不是很饿的话，就吃四成饱吧，也可以再喝杯酸奶来帮助肠道消化。

3. 多做运动。

运动一直是最有效的减肥方法，职场白领们应该增加每日的运动量，减少脂肪的堆积。没有时间运动的白领们，在上班时也可通过多走动来消除腹部脂肪，可以的话，上下班也可以选择步行，走路会在不知不觉间消耗热量，是一种舒缓却有效的运动方式。每天走路 1 万步以上，可以消耗 300 千卡，是保持身材的好方法。

4. 保持标准的站姿与坐姿。

“站有站相，坐有坐相”，姿态优美的女人才能展现出苗条的身材曲线。因此，我们要刻意训练自己的站姿和坐姿。标准的站姿就是挺胸抬头，上身保持挺直，两肩也要相应地放松，让手臂自然垂直，双腿自然并拢。在走路的时候，要注意收紧腹部的肌肉。此外，在坐着的时候，最好就是只坐椅子的三分之二，上半身也要保持挺直收腹，让腹部的肌肉不断地收紧来达到减肚子的作用。最重要的是，千万不要翘二郎腿或让双腿随意地伸开。

5. 在办公桌上放瓶水。

一天内要时常喝水。当我们想吃点甜东西时，就喝杯水，吃甜食的欲望马上就会消失。午餐前喝杯水，可降低自己的食欲。

预防过劳肥的方法

根据人力资源服务机构对数千名白领进行随机调查后发布的一组白领健康数据来看，有 60% 以上的职场女性认为自己“过劳肥”。对此健康专家表示，“过劳”确实会“肥”，主要原因是睡眠不足、运动量少、饮食不规律以及压力过大。

1. 睡眠充足。

养成良好的睡眠习惯，提高睡眠质量，不要在床上长时间地刷手机，减少熬夜，每天保证 7 小时的充足睡眠。

2. 睡觉前泡澡。

睡觉前泡澡可以让自己全身都暖和起来从而放松身体。尤其是长时间面对电脑，伏案工作的办公室工作人员，久坐不动会引起肩颈僵硬、酸痛等问题。晚上睡觉前冲澡时用水柱冲淋肩颈可以促进血液循环，泡澡 20 分钟，用上香气宜人的干橘子皮或精油，缓解压力，促进睡眠。

3. 按摩舒压。

每天花上 10 分钟的时间，为自己按摩舒压，健肠胃、促代谢。如手

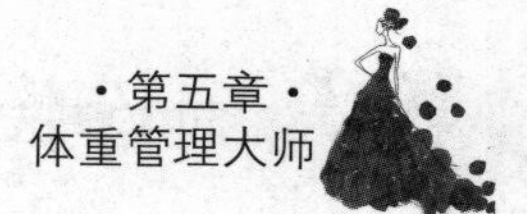

臂上的内关穴、脚背的太冲穴、小腿的丰隆穴等等，让肌肉放松，释放压力。

健康悄悄话：

许多白领丽人常抱怨，因为工作压力大，缺少运动，导致保持身材越来越困难。其实，健康的生活方式需要合理的膳食摄入、适当的体育锻炼、平和乐观的心态。同时，我们还需要掌握生活中的防肥策略，让自己轻松享“瘦”。

§吃素食就不会发胖了吗

为了减肥，塑造完美体形，很多女性热衷于吃素食，其实，素食吃不对，也容易发胖，还容易导致疾病上身。所以，我们要科学地吃素食，同时不要忘了补充蛋白质，满足身体对营养的需求。

在很多人的印象里，减肥就不能吃肉，吃素菜就会瘦身，其实这种观点太片面了。虽然素食的确比肉类的热量低，但不意味着吃素就不会长肉。素食的烹调手法决定其热量及脂肪含量，如果吃素方法不正确也是会发胖的。素食者如果大量进食淀粉类、油脂类的高热量食物，而又没有运动的话，当然也是会发胖的。

在大多数人的认知中，吃肉长肉，菜是素的，不会长肉。其实吃蔬菜也有无法减肥的时候，那是因为蔬菜容易吸油，反而容易摄入更多油脂，会越吃越胖。

不是人人都适合吃素

从合理饮食的角度来看，营养师并不建议长期只吃素不吃肉。如果有人想尝试，也要看当时的身体条件。吃素者必须为身体素质非常好的成年人。下列几种人就不建议吃素了：

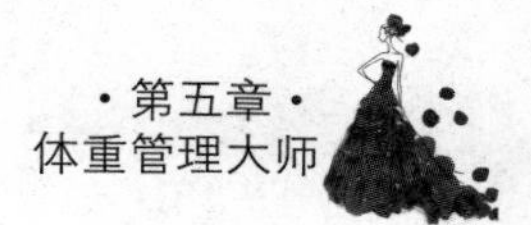

1. 身体本身比较瘦弱、抵抗力差的人。

2. 所有生长发育期的孩子，正处于长身体的时期，会导致发育不良。

3. 有怀孕计划的女性，若常吃素，可致雌激素水平降低而引发孕育障碍。

4. 女性月经期间、月子期。

5. 更年期妇女，常吃素会加重更年期综合征。

蔬菜并非生吃才有营养

很多蔬菜中的维生素是脂溶性的，需要添加油脂，其营养成分才能被很好地吸收，而且加热后细胞壁的完整性被破坏，可以大大提高吸收率。那些爱吃蔬菜水果沙拉的人应该注意，沙拉酱的脂肪含量高达 60% 以上，并不比放油脂的烹调热量低。

素食者要尽量选择富含维生素 C、维生素 B_2、胡萝卜素、铁、钙、叶酸等多种营养素的蔬菜，如此，才能满足身体对营养的需求。为了增加蛋白质的供应，菇类和鲜豆类都是上佳选择。

素食多隐性脂肪

与肉类食物相比，素菜本身脂肪含量相对低得多，在人们的传统观念中，吃素就能保证健康。然而，由于纯素菜较荤菜类味道清淡，一般烹饪蔬菜的过程中会多用油和调味料来提升素菜的香味和口感，这样一来，人在不知不觉中反而会摄入更多隐性脂肪，也会引发多种疾病。

拒肉别拒蛋

实践证明，蛋类和奶类食品营养丰富且脂肪含量低，是理想的高营养低热量的减肥食品。素食者需要从奶类制品中获得钙质，还要从豆类食品中获得蛋白质和B族维生素。很多女性朋友在开始吃素食时热衷于水果和蔬菜，却往往忽视了蛋白质的摄取。拒绝吃肉，会造成动物蛋白质摄入不足，即使补充了豆类等的植物蛋白，其吸收和利用都远不及动物蛋白。当完全素食者蛋白质摄入不足时，人体内的蛋白质、糖类、脂肪就会失衡，免疫力下降、记忆力下降、贫血、消化不良等问题就会接踵而来。所以，如果我们只是出于减肥的目的而只吃素不吃肉，可别不吃鸡蛋不喝牛奶、酸奶。不然人是瘦下来了，但疾病上身，整个人精神萎靡，也容易显老。

健康悄悄话:

素食主义不能简单地理解为不吃肉，蔬菜要吃得科学吃得健康。如果每天只吃大量的蔬菜而没有其他的营养补充，可能会适得其反，对身体健康产生伤害。在吃素食的同时，我们要注意补充蛋白质。

§不靠谱的减肥法

女人对曼妙身材的追求是永无止境的，为了腰围再小一点，为了让自己再瘦一点，形形色色的减肥方法都要亲身试验一遍，甚至是绝食、吸脂手术等极端的方法。最终只会适得其反，让自己的身体受到伤害，所以，我们要摒弃这些不靠谱的减肥法。

爱美的女士心甘情愿地成为瘦身实验的小白鼠，被各种错误方法蒙骗，钱没少花，罪没少受，却仍然没有迷途知返。其实，大部分的减肥法都是没有科学的依据或者存在很大的不良反应的。下面列举几个不靠谱的减肥方法。

1. 出汗减肥法。

有人说汗水是脂肪的眼泪，出汗就代表身体脂肪在燃烧。于是，很多又懒又想瘦的人耍起了小聪明，裹保鲜膜、买发汗服、蒸桑拿浴，轮番上阵，一边忍受着高温只求多出汗，一边在“坐着出汗就能瘦”的白日梦中不愿清醒。

真相：出汗≠燃脂！裹保鲜膜、蒸桑拿会大量出汗，但只是失去了水分，脂肪并没有燃烧，达不到减肥的效果。只有做有氧运动时，身体内的脂肪才会分解成汗水和二氧化碳排出体外。

2. 局部减肥法。

关于局部减肥，很多人是这样想的：我大腿粗，所以练大腿就行了；我的腰粗，所以买个“腰部震动仪”，坐着抖一抖就行了；我想要马甲线、人鱼线，做几个仰卧起坐就行了……反正就是：想瘦哪儿练哪儿就行了。

真相：局部减肥是不合理、不靠谱的，只有通过全身减脂才能带动局部减脂的进行。同时进行臀腿等大肌群训练，比单独练腹更瘦腰。不信你问问有马甲线、人鱼线的女神男神，哪一个不是通过全身锻炼辛苦练出来的。

脂肪几乎是不可能局部消耗的，也就是说我们不能针对性地只减某一部位的脂肪（吸脂手术除外），因为脂肪是通过运动达到全身消耗的，脂肪的消耗牵一发而动全身，是不会通过某个动作定向消耗的。比如每天多少个仰卧起坐就能瘦小腹，这是非常不科学的。练哪瘦哪根本不靠谱。因为这些动作大部分是某个部位的无氧动作，也就是力量训练，根本达不到大量消耗脂肪的目的，要想消耗脂肪，必须进行强度偏大的运动，比如有氧运动，并且时间要长。某个部位的无氧运动只能强化和发达这部位的肌群，要想塑出肌肉线条，必须配合有氧消减全身的脂肪，比如我们每天做仰卧起坐，腹肌很强健，核心力量很棒，但上面覆盖了一层厚厚的皮脂却没有减掉。

3. 短期绝食减肥法。

很多人认为挨饿是最有效的减肥方法，为了瘦下来，断食法、喝水法、辟谷法被很多人推崇，少则一天，多则一周什么都不吃，仅靠清水续命，人饿得头重脚轻，体重也确实变轻了，但是一恢复饮食，非但掉的重

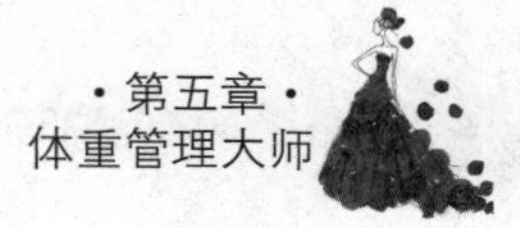

量很快长回来，还会反弹又多长几斤。

真相：不吃东西，确实能把身体饿瘦，但是不科学的玩命绝食除了严重影响身心健康，还有可能体重反弹 + 暴食 + 变身易胖体质，研究发现，经过不科学的节食绝食之后，50% 以上的人会比以前更重。

4. 喝茶吃药减肥法。

每一个胖过的人都能理解巴不得把身上的肥肉全部甩光光的迫切感，但缺乏毅力怎么办呢？这时候如果在朋友圈或者电视上看到了减肥茶减肥药的广告，能忍得住的估计很少。“ 喝这个茶，能够让脂肪像水一样从身上流走！”摸着自己的智商问问，这合理吗？记住，无论是减肥药还是减肥茶，体重下降很快的主要原因都是减掉了大量的水分，而脂肪还原封不动地留在“现场”。

知道为什么吃了减肥药喝了减肥茶之后可能会出现头昏眼花、心律失常、血压降低、心慌胸闷等症状吗？因为腹泻会导致身体水分缺失。知道为什么吃药喝茶减肥会反弹吗？因为脂肪从来就没有离开过，之前减掉的都是水分。

5. 抽脂减肥法。

在很多人看来，吸脂术能一劳永逸，甚至有釜底抽薪永绝后患的功效。但只要有些理智的人，肯定是不相信的。

真相：成年人的变胖或变瘦基本上是脂肪细胞体积膨胀或者缩小决定的，吸脂术只能减少脂肪细胞的数量而不是体积。抽脂手术会破坏人体皮下组织，并导致一系列并发症甚至危及生命。

6. 食肉减肥法。

食肉欲减肥法要求减肥期间忌食淀粉和糖，连水果也一点儿不能吃。

最好以肉类配大量蔬菜或肉类配鸡蛋；要彻底戒糖和淀粉，就算喝咖啡、奶茶，也不能加糖；减肥期间要喝大量的开水。食肉减肥法主张主食中含有大量的碳水化合物即糖类，积聚在人体容易转化为脂肪，还是少吃为妙。肉类可以为人体提供生命活动必需的蛋白质，而且容易产生饱腹感。

真相：这种方法在短期内减重明显，在起初4~7天里，体重明显下降，但没有脂肪的减少。一旦恢复到正常的饮食，糖原的储备会立刻恢复，连同相应的水分。

7. 保鲜膜减肥法。

在自己想要减肥的部位均匀涂上减肥霜，然后不留缝隙地裹上保鲜膜，再做适量的运动就可以达到瘦身效果。

真相：用保鲜膜将身体裹住再做运动会导致迅速脱水，而且不会消耗掉脂肪，饮食过后非常容易反弹；而且还会引起湿疹、毛囊炎等皮肤过敏现象。

8. 盐水清肠减肥法。

第一天吃一些清淡的食物。第二天，在3升水中加入15克盐，一口气喝掉，再做适量运动，排除肠内所有残余物。

真相：在短时间内大量排泄，其实是电解质不平衡导致的腹泻。大量钠离子会造成人体水肿、血压升高，甚者将引发脑血管疾病。

健康悄悄话：

不靠谱的减肥方法是以损伤我们身体的代谢功能，降低基础代谢率实现的。这些错误减肥方法使人体消化吸收能力变差，体能日

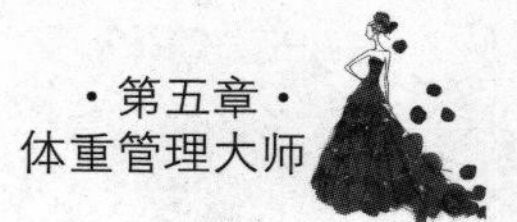

益低下，吃进去的食物能量不是变成满满的身体活力，而是马上存起来变成肥肉。使用不靠谱的减肥方法只会适得其反，减肥不成功还会伤害身体健康，建议大家不要尝试。

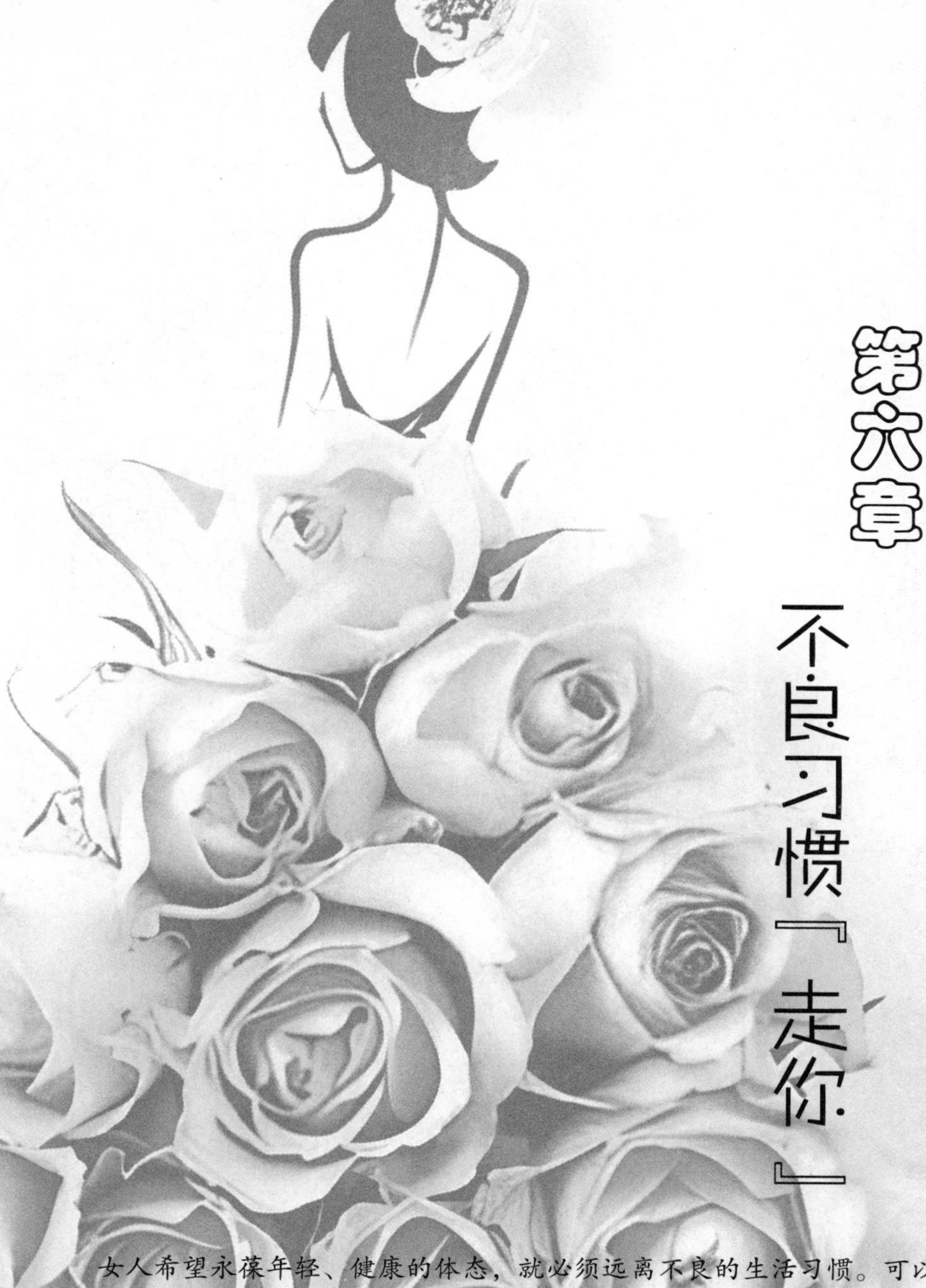

第六章 不良习惯『走你』

女人希望永葆年轻、健康的体态，就必须远离不良的生活习惯。可以说人最大的敌人就是自己，每一个人或多或少都有一些坏的习惯，我们要下定决心去改掉它。要想改掉坏习惯，必须马上行动，不要给自己找任何借口。规范自己的生活，让自己没时间去理会坏习惯。

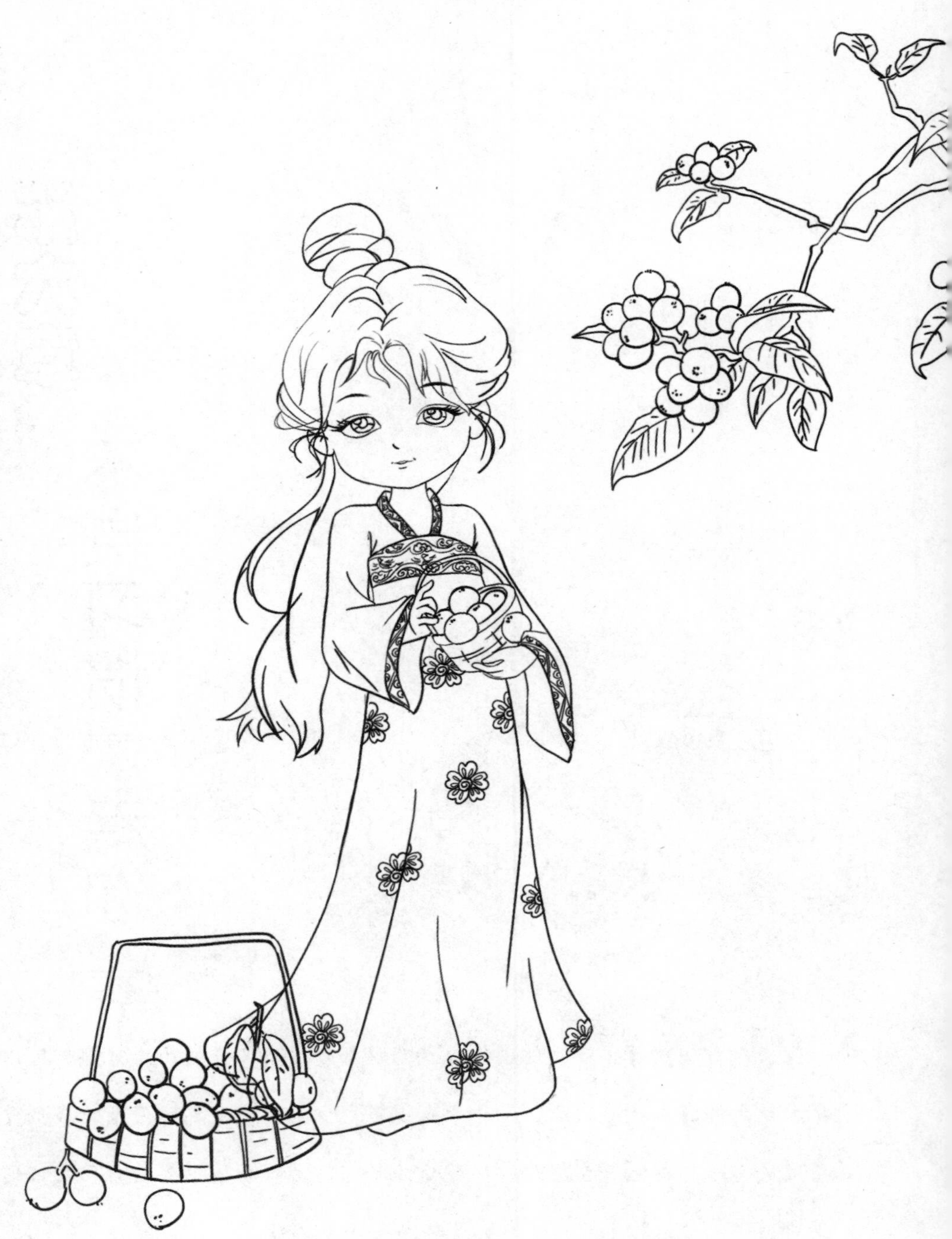

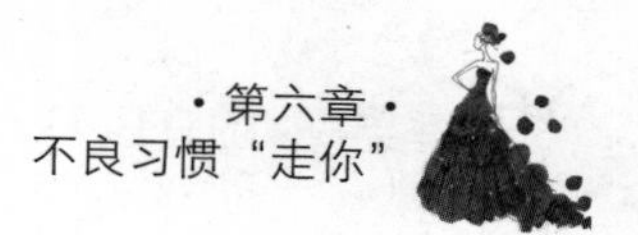

§颁布“戒烟令”

一缕青烟翩翩起舞，辛辣烟雾氤氲出魅惑的幻境，这是一种异样的风景，这种风景是感性而醉人的，散发着孤独的浪漫。

压力巨大的女性有时会依托香烟来排解烦恼。但是，请亲爱的女性朋友不要忽视吸烟对女人的危害。

女性吸烟破坏美丽

吸烟对女人外貌的影响非常大，烟雾会危害女性的容颜，降低颜值，请女性朋友千万不要为了追求所谓的酷而吸烟。

首先，吸烟女性的皮肤比不吸烟女性要显得衰老，烟的尘粒停留在皮肤的皮脂层，形成一层不容易穿透的薄层，导致皮肤的血液循环变差，使得脸部皮肤变得苍白、干燥且没有弹性，看上去没有气色，苍老憔悴。烟雾会熏黄或熏黑皮肤，使手指和指甲变成黄色，同时也使牙齿变黄，影响到容颜。吸烟会降低皮肤的血液循环，使吸烟者的上眼皮或下眼皮呈直角放射，两颊和下颌有很深的皱纹，有些人还会出现两颊下面皮肤粗糙，略微发灰发黄或发紫发红，过早呈现衰老状态。

其次，吸烟的动作会加深眼角和唇边的皱纹。吸烟者眼部皱纹多，这是因为吸烟者常会不自觉地眯眼睛，日久形成习惯，使眼部形成皱纹，而

且香烟的挥发物对眼睛的刺激很大，使眼睛时张时闭，导致眼皮张弛疲劳，失去弹性，形成眼袋。吸烟也会让女性嘴唇周围提前密布皱纹，而且长期抽烟还会导致保持皮肤弹性的骨胶原和弹性蛋白流逝，这是一个漫长的过程，我们今天对着镜子时并未留意到自己容貌的变化，或许以后的某天，我们会对镜中自己爬满细纹的面庞大吃一惊。

再次，吸烟会导致头发干枯、脱发。满头乌黑亮丽的秀发是提升女性颜值的要素之一，吸烟会伤害头发，香烟中的有毒化学物质会损害毛囊，同时破坏细胞的自由基，使吸烟者的头发稀疏，比不吸烟的人头发白得更早，从而降低女性的颜值。

最后，吸烟会影响到女性第二性征。尼古丁会抑制女性雌激素和黄体激素的分泌，破坏体内某些酶，引起月经来潮推迟，月经紊乱及痛经，使中年女性更年期提前，还会提前 1~3 年进入绝经期。因雌激素的减少，女性的第二性征发展减弱，胸围会变小。吸烟会造成血流障碍，使得眼部周围血液供氧不足，形成黑眼圈。血流障碍导致毛细血管萎缩，皮肤毛孔越来越大。女性吸烟容易感染乳头瘤病毒，引发生殖器疣，内脏脂肪增多，增加患其他疾病的风险如糖尿病，让人大腹便便或腹部松弛，使女性形体变老。

女性吸烟损毁健康

相比于 20 世纪六七十年代，如今女性患肺癌的人数呈现直线上升趋势，如此高的发病率的主要原因就是吸烟女性的人数激增。吸烟有害健康，这是众所周知的事实，而由于女性比男性更柔弱，吸烟给女性带来的危害也更直接，更严重。慢性气管炎、肺气肿这两种呼吸疾病也有 30% 是由吸烟引起的。

女性承担着孕育后代的伟大天职，吸烟对其生殖系统的危害较男性更为严重。也就是说，吸烟对男性的伤害，全都适应于女性，除此之外，吸烟还额外给女性带来诸多伤害：吸烟女性发生宫外孕的危险比不吸烟者高40%；吸烟女性比不吸烟女性患不孕症的可能高 2.7 倍；患子宫颈癌的概率高 50%，因为吸烟者的子宫缺少郎格罕氏细胞，而在人体受到某种病毒或化学产品威胁时，这种细胞可增强免疫系统的功能。

女性吸烟影响下一代

如果女性怀孕期间吸烟，出现流产的可能性比不吸烟女性高 10 倍，而且胎儿体重平均减少 230 克。

吸烟母亲的胎儿出生前后的死亡率也偏高，母亲每天吸烟量一包以下者，胎儿出生前后的死亡危险性为 20%；每天吸一包以上者则为 35%。此外，吸烟母亲的婴儿先天性心脏病患率也增加 1 倍。

孕妇吸烟对其子女的智力和身体发育都有不良影响，儿童在学龄前会出现一些心理和生理功能上的障碍，入学后，他们的阅读和运算能力也比不吸烟妇女的孩子要差，身高也低于不吸烟妇女的孩子。

吸烟能使乳汁分泌减少，尼古丁还可随血液进入乳汁。每天吸烟 10~20 支的妇女，在 1 千克乳汁中可分离出 0.4~0.5 毫克的尼古丁。这严重地危害着婴孩的健康。

健康悄悄话：

对于女性而言，吸烟也会对其各种脏器造成一些不良的危害。女性内分泌的水平是波动起伏的，中间有黄体期，有月经期，有排卵期。如果女性经常吸烟并形成烟草依赖以后，有可能会影响内分泌水平，使其产生紊乱，造成排卵周期不规律，甚至造成整个体内性激素的紊乱。所有的数据均显示，女性吸烟所造成的身体危害比男性更大。

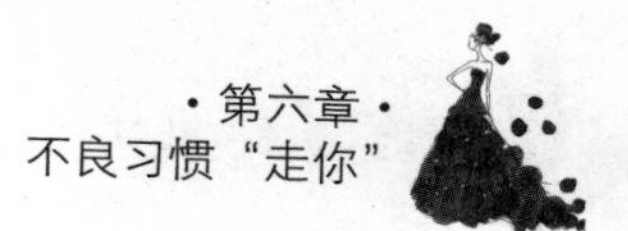

§别把避孕药当圣药

避孕药是用来避孕的，这是众所周知的事情，但它给女性带来方便的同时，也埋下了隐患。别把避孕药当成圣药，不是所有人都适合口服避孕药，并且吃了依然有怀孕的可能，同时我们还要警惕它给我们身体带来的危害。

门诊常有很多女性抱怨，已经吃了紧急避孕药怎么还是怀孕了，或者出现月经失调？目前，全球约有超过1亿女性在服用避孕药，而且越来越多的女性可能成为长期依赖者。在欧美发达国家，口服避孕药的使用率约为40%，每4位女性就有1位把口服避孕药放在手提包里。

可能是避孕药的广告做得好，很多女性把紧急避孕药当常规避孕药来吃，结果吃出许多麻烦事。

不是所有人都适合口服避孕药

对于40岁以上的女性，建议不要使用紧急避孕药。紧急避孕药的主要成分是孕激素，服用后可能影响内分泌，而40岁以上的女性卵巢功能衰退，月经容易受影响，服药后更易引起月经紊乱或闭经。

患有急、慢性肝炎和肾炎的妇女不宜服用，因为进入体内的避孕药都在肝脏进行代谢，经肾脏排泄，会增加肝、肾负担。患有心脏病或心功能

不良的人不能使用，因为避孕药中的雌激素能使体内水、钠等物质滞留，会加重心脏负担。有高血压的妇女不宜使用，少数妇女用药后会使血压升高。有糖尿病及糖尿病家族史者不宜使用，由于服用避孕药后可能会使血糖轻度升高，使隐性糖尿病变为显性。

不能长期服用紧急避孕药。一些已婚育龄妇女认为，既然有紧急避孕措施，平时不采取避孕措施也没关系，反正一旦失败，口服紧急避孕药就行了。这是一种认识上的误区，"因为紧急避孕药比一般短效口服避孕药含的激素量大，经常服用有害健康，一个月内最好不服用第二次，一年内最好在 3 次以内。

吃避孕药还是有可能怀孕

所有的药品都不能保证百分百有效，在正确使用的情况下，每天定时服用避孕药也存在 1% 的怀孕概率，因此不能把避孕药当作圣药，完全依靠它来避孕。

失败的原因就是排卵没有完全受到抑制，体质因素，或是有服用影响避孕药的药物，例如抗生素、镇静药等，不过大部分失败的例子都是下一次服用避孕药的时间太晚，或连续忘了吃药，而导致失败的概率变高，只有 92% 的避孕效果。如果每年有 100 个服用避孕药的女性使用方式不正确，那么当中就会有 8 人会怀孕。

如果不想有意外发生，那么就得设法每天在固定的时间服药，可以把服用避孕药当成每天出门之前都要做的事情。如果我们本来固定在晚上服用避孕药，却又时常发生忘记服用，那么改为早上服用避孕药是一个不错的选择。

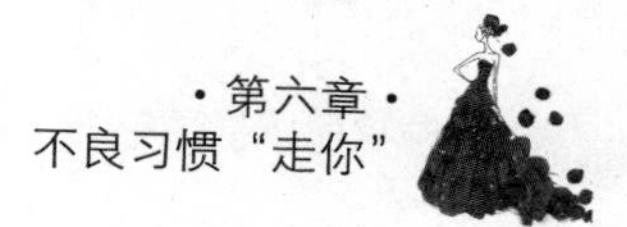

据研究显示，身体质量指数（BMI）大于27.3的女性，使用口服避孕药后意外怀孕的人数较BMI指数标准的女性高出60%；如果BMI高达32.2，那么意外怀孕的概率就会高出70%（BMI指数介于25~29之间是过重，30或者更高的话则是肥胖）。避孕药里的激素需要经由人体的血液循环来发挥作用，如果BMI高，那么循环效果就会比较差。还有，体重较重的女性身体新陈代谢比较快，所以常常在服用下一颗药前，激素就被身体给吸收了。

吃避孕药的危害

1. 恶心、呕吐。

服用避孕药可能会出现食欲不振、恶心、呕吐等类似怀孕早期的反应，这是由于避孕药中的雌激素刺激胃黏膜所致。

2. 不规则阴道出血、月经紊乱。

吃紧急避孕药，摄入大量激素，会严重干扰已有的生理周期。切记：若月经周期延迟了一星期以上，则需要怀疑避孕失败！请务必及早做出抉择。

3. 面部产生黄褐色斑。

这也是长期服用避孕药的不良反应，停药后一般会逐渐消失，如果服用B族维生素、维生素C，效果会更好。

4. 诱发血栓。

避孕药会导致人体内环境紊乱，血黏稠度升高，如果饮水量少，还会诱发血栓形成。口服避孕药最大的风险是血栓形成，也就是血管里的血液凝成血块，别以为这只是个不起眼的小血块，它有可能造成严重的危及生命的风险。比如在大脑或心脏形成血栓，可能造成脑梗死或心肌梗死。

健康悄悄话：

对于女性朋友来说，避孕药可不能随便乱服用。如果需要服用，尽可能不要因为在服药期间的一些疏忽而对自己的身体造成伤。

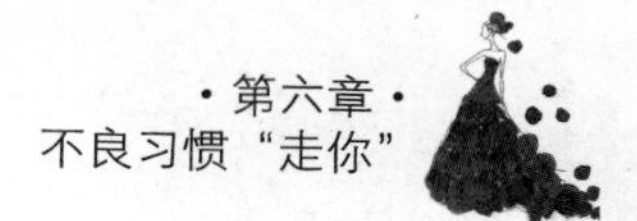

§晒晒太阳，补补钙

阳光是维持正常生命不可或缺的要素，人类的生存和健康离不开太阳的万丈光芒。如今多数白领女性都是在室内工作，再加上“以白为美”的审美潮流，防晒成为女性的必修课，白天躲在屋子里，晚上才出来活动，白白浪费了大自然赐予我们的资源。

相比于终日不见阳光的人，常晒太阳的女性患上心脑血管病、糖尿病、多发性硬化和肺动脉病的概率要低得多。那么女人晒太阳有什么好处呢？

女性晒太阳的好处

1. 促进钙磷吸收。

我们经常听到“补钙要加维生素 D”的说法，维生素 D 也被称为“阳光维生素”。研究显示，体内维生素 D 水平较高者比维生素 D 水平较低者的机体平均年轻 5 岁左右。人体所需的维生素 D，其中有 90% 都需要依靠晒太阳而获得。肌肤通过获取阳光中的紫外线来制造维生素 D_3，身体再把维生素 D_3 转化为活性维生素 D，这种类型的维生素有助于身体对钙、磷的吸收，促进骨骼的形成。

2. 预防抑郁症。

医学研究表明，相比于在户外工作的体力工作者，常年囿于办公室的脑力工作者更容易出现情绪低落、抑郁等表现。临床观察发现，抑郁症通常起病于成年期，平均起病年龄是 24 岁，女性是男性的 4 倍。晒太阳在调节人体生命节律以及心理方面也有一定的作用。阳光能够促进人体的血液循环、增强人体新陈代谢的能力、调节中枢神经，从而使人体感到舒适。阳光会令人心情愉悦，这是因为晒太阳能扩张毛细血管，加强激素的分泌，对于预防女性的情绪波动有一定好处。

3. 提高免疫力。

晒太阳还能够增强人体的免疫功能、增加吞噬细胞活力。阳光中的紫外线有很强的杀菌能力，一般细菌和某些病毒在阳光下晒半小时或数小时，就会被杀死。阳光中的紫外线还可以刺激骨髓制造红细胞，提高造血功能，从而防止贫血。

4. 预防皮肤疾病。

晒太阳能够预防皮肤病。皮肤适当地接受紫外线的照射，可以有效杀灭皮肤上的细菌，增强皮肤的抵抗力。女性朋友不要一味地做防晒保养，其实适当晒晒太阳是很有益处的。

如何晒出健康

经常晒太阳的好处多多，但不是多多益善，也不可过度暴晒，一般而言，白皮肤的人每周晒太阳 3~4 次，每次坚持 10~20 分钟，就能满足人体制造维生素 D 的需求了。如果为了人工合成维生素 D，最好选择在上午 10 点到下午 2 点这段阳光充足的时间晒太阳。天气十分炎热时，每次晒 5~10 分钟即可。

晒太阳虽有益身心健康，但也不应选择日正当中连续两三个小时近乎全裸地曝晒。吸收少量阳光能"养形养神"，让人健康有活力，如果裸露的皮肤过多或晒得时间过长则会产生不良反应，还有罹患皮肤癌之虞。我们应随季节变化，根据自身经验来选择晒太阳的时间。

另外要特别注意的是，过多地接受曝晒很容易使人体的黑痣转为黑色素瘤或皮肤癌，晒太阳时一定要穿戴防晒衣物将有痣的部位遮盖起来。

晒太阳时最好穿红色服装，因为红色服装的辐射长波能迅速"吃"掉杀伤力很强的短波紫外线。最好不要穿黑色服装。

早晨 6~10 点这段时间最适合晒太阳。此时阳光中的红外线强，紫外线偏弱，可以起到活血化瘀的作用；再有下午 4~5 点也是晒太阳的最好时间，可以促进肠道对钙、磷的吸收，增强体质，促进骨骼正常钙化。但夏季日照时间较长，下午 4~5 点又正是热浪滚滚的时候，晒太阳的时间可以稍稍推后一点。

健康悄悄话：

虽然太阳晒多了皮肤容易变黑，但是不晒太阳也未必就健康，晒太阳其实对于女性来说好处多多。不仅可以提高身体的免疫功能，还能消除皮肤上的细菌，甚至还有助于改善心情！

§逃离电磁辐射

在我们的日常生活中，电磁辐射无处不在。只要有电流通过的地方，电磁辐射就会存在。它同样是环境污染的一部分，对人体也有害，所以我们要掌握防止和减少电磁辐射的方法，从而逃离电磁辐射。

整个地球就是一个超大的磁场，每个人的体内也存在着微弱却稳定有序的电磁场，一旦外界电磁场的干扰强度过大，处于平衡状态的微弱电磁场将有可能受到影响甚至被破坏。

电磁辐射对人的作用包括热效应、非热效应和累积效应。女性身体70%以上是水，水分子受到一定强度电磁辐射后互相摩擦，引起机体升温，从而影响体内器官的工作温度。目前已经确认的是，射频电磁辐射量如果达到足够高的水平就可以对生物组织加热从而造成潜在的破坏，主要是因为人体不能承受由此产生的过多热量。

电磁辐射对女性的危害

近年来，国内外媒体对电磁辐射有害的报道一直未断：意大利每年有400多名儿童患白血病，专家认为病因是受到严重的电磁污染；美国一癌症医疗基金会对一些遭电磁辐射损伤的病人抽样化验，结果表明在高压线附近工作的人，其癌细胞生长速度比一般人快24倍。

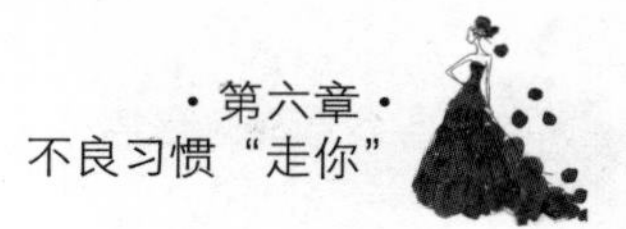

世界卫生组织最新调查显示，电磁辐射对人体有以下影响：

1. 电磁辐射是心血管疾病、糖尿病、癌突变的主要诱因。

2. 电磁辐射对人体生殖系统，神经系统和免疫系统造成直接伤害。

3. 电磁辐射是造成孕妇流产、畸胎等病变的诱发因素。

4. 过量的电磁辐射直接影响人体组织发育、骨骼发育，导致肝脏造血功能下降、视力下降，严重者可导致视网膜脱落。

5. 电磁辐射可使男性性功能下降，女性内分泌紊乱，月经失调。

6. 电磁辐射会导致皮肤发黄、毛孔粗大、色斑、黑眼圈。

防止和减少室内电磁辐射

各种不同波长频率的电磁波无色无味无形，可以穿透包括人体在内的多种物质，人体如果长期暴露在超过安全的辐射剂量下，细胞就会被大面积杀伤或杀死。那么，生活中怎样才能防止和减少室内电磁辐射污染呢?

1. 注意室内办公设备和家用电器的摆设。

不要把家中电器摆放得过于集中，使自己暴露在超剂量辐射的危险中。特别是一些易产生电磁波的家用电器，如收音机、电视机、电脑、冰箱等电器，更不宜集中摆放在卧室里。

2. 注意使用办公设备和家用电器的时间。

各种家用电器、办公设备、移动电话等都应尽量避免长时间操作，同时尽量避免多种家用电器同时启用。电视、电脑等电器需要长时间使用时，应注意至少每 1 小时离开 1 次，以减少眼睛的疲劳程度和所受辐射的影响。当电器暂停使用时，最好不处于待机状态，因为此时可产生较微弱的电磁场，长时间也会产生辐射积累。

3. 注意人体与办公设备和家用电器的距离。

对各种电器的使用应保持一定的安全距离，离电器越远，受电磁波的侵害越轻。电视机与人的距离应在四至五米，人与日光灯的距离应有 2~3 米，微波炉在开启之后至少离开一米远，孕妇和小孩应尽量远离微波炉。手机接通瞬间释放的电磁辐射最大，在使用时应尽量使头部与手机天线的距离远一些，最好使用分离耳机和话筒接听电话。

4. 注意电磁辐射污染的环境指数。

相关专家提醒我们，五种人特别要注意电磁辐射污染指数。第一是生活和工作在高压线、变电站、电台、电视台、雷达站、电磁发射塔附近的人员，第二是终日接触电子仪器、医疗设备、办公自动化设备的工作人员，第三是长期在电器自动化环境中工作的人员，第四是心脏起搏器的佩戴者，第五是生活在以上环境里的孕妇、儿童、老人及病患者等。我们都应该关注室内电磁辐射污染的程度，如果环境中电磁辐射污染比较高，就必须采取相应的措施。

健康悄悄话:

电磁辐射与女性的健康息息相关，这是客观的事实，二者之间存在什么样的关系是许多科学工作者研究的课题。现在我们普遍认知不能频繁照医院的 X 射线，原因就是频繁的 X 射线辐射可能会产生累积效应，对健康造成危害。同样，人体接受的电磁辐射强度太大、时间太长或者距离辐射源太近，也可能对身体造成危害。

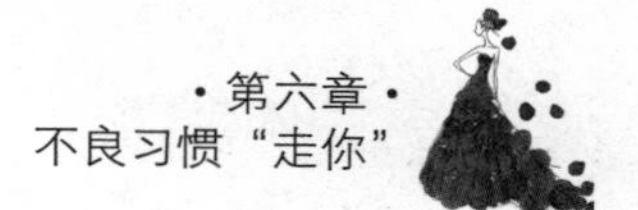

§熬夜熬走的美丽和健康

“日出而作，日落而息”是人们为适应自然规律而选择的生活方式。但如今，由于诸多方面的因素，很多人都“昼伏夜出”，殊不知，这种生活方式却在悄悄夺走我们美丽的容颜和身体健康。

如今，人们的夜生活越来越丰富，熬夜已经成现代女性习以为常的事情，即使不需要加班工作，也不会按时上床休息。熬夜已经成为我们生活的一部分，在熬夜之后，我们常常会精神不振，而肌肤问题也会接踵出现，会导致人体新陈代谢速度大幅下降，这是得不偿失的事情。

熬夜对女性的危害

1. 肌肤状态越来越差。

“熬最晚的夜，敷最贵的面膜”是现代女性保养方式的真实写照。晚上 10 点以后是肌肤的自我修复期，这个时候如果还带妆熬夜将会给女性的肌肤带来伤害。如果在这个时间段没有去睡觉，那么身体的内分泌和神经系统都会遭到破坏，肌肤会变得越来越差。

2. 视力变差。

长期熬夜给女性带来的后遗症不仅仅是出现黑眼圈这么简单，除了“熊猫眼”影响美观，视力也会变弱。眼睛得不到充分的休息会出现干涩等情况，还容易出现干眼症等。眼睛过于疲劳很容易诱发视网膜炎、视力模糊等问题，要想解决这些问题，势必要减少熬夜。

3. 免疫力低下。

多数经常熬夜的人看起来很没精神，很容易出现疲劳的情况。由于熬夜使身体各个器官得不到应有的休息，长此以往，身体的免疫力会大幅下降。如果本身就免疫力低下的人群，这个时候很多疾病也会趁虚而入。

4. 记忆力越来越差。

我们的交感神经在白天的时候处于兴奋状态，夜晚是休息时间，在熬夜的情况下，交感神经还是处于兴奋的状态。到了第二天白天时，交感神经就很难处于兴奋状态，会出现记忆力下降、注意力不集中、头痛等情况。

5. 容易上火。

大多数女生在熬夜之后脸上都会时不时地冒一些恼人的青春痘。出现这种情况的原因是，因为熬夜的人，身体长期处于超负荷工作状态，很容易出现功能性紊乱的情况，也就是上火的症状。

经常打乱生物钟熬夜的女性出现月经不调的概率是作息规律者的两倍，其痛经、情绪波动的情况也很多。经常上夜班的女性患肿瘤的危险是白班女性的 1.5 倍；而且上夜班次数越多，风险越大。

6. 月经不调。

每个人的身体都有自己的生物钟，长期熬夜或者失眠就会打乱身体原本的生物钟，从而引发机体生命节律紊乱。这种紊乱将导致一系列内分泌功能的失调，进而影响女性的排卵周期。一旦排卵周期被打乱，就可能出现月经不规律，随之会使孕激素分泌不平衡。而一些女性高发病，如子宫

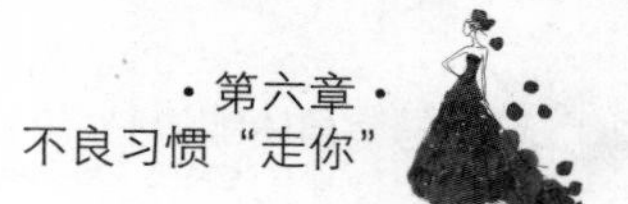

肌瘤、子宫内膜病变、乳腺病变等，都与雌、孕激素的分泌异常有着密切关系。

如何补救熬夜皮肤

熬夜是一种对人体危害极大的不良生活习惯，是现代人经常自觉或不自觉出现的一种生活方式。但是这个压力时代，因为工作，有时必须熬夜，那么对于“夜猫”一族来说，该如何保养熬夜皮肤呢?

女性眼部的肌肤很薄并且很敏感，需要特别的保养与呵护，同样，熬夜对眼部肌肤的伤害也更严重。熬夜前，做一次以保湿为主的护理，预防皱纹出现。

熬夜后，最容易出现的问题是黑眼圈、眼袋。我们要立刻洗脸，洗去脸上吸附的灰尘，然后记得敷一片保养面膜，擦上有精华成分的眼霜，接着敷上以去除细纹、眼袋、黑眼圈为主的眼膜，剩下就是赶紧补充睡眠。

同时，我们要做一些保障措施，降低熬夜的伤害，例如在干燥的环境中打开一个加湿器，随时给肌肤补水。因为身体非正常地运作必然会让水分流失比一般的时候要多，皮肤就容易干燥，出现细纹，所以要及时补水保湿，帮助皮肤达到平衡。

脸部因为长时间不怎么运动而容易积水，所以需要定时给脸部做做按摩，以免蓄积过量水分而出现脸部浮肿和眼部浮肿。

如果出现了熊猫眼，可以用下面的方法补救一下：

冷敷法：毛巾弄湿，水越凉越好，将其敷在面部，尤其是两颊及眼部、颈部，3~5 分钟即可。

按摩法：在眼周皮肤上涂上眼霜，用无名指按压眼尾处……坚持做眼部的穴位按摩，可以让黑眼圈变淡或消失。

健康悄悄话：

常言道：“男人靠吃，女人靠睡。”女人保养，睡美容觉必不可少，皮肤在得到充足睡眠的情况下，才会吸收水分和养分，保持白皙、红润、弹性和光泽的良好状态。因此，提醒广大女性朋友：能不熬夜尽量别熬，如果实在有工作做不完，白天也要尽量把睡眠补回来，同时做一些补救措施。

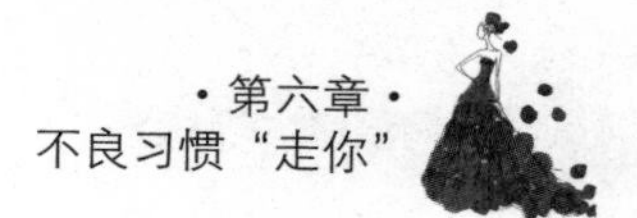

§化妆不卸妆使美丽打折

一副精致的妆容，能给人良好的观感，但由于各方面的因素，比如晚上回到家中时已经身心疲惫，偶尔偷个懒也是一件很自然的事情，就不去卸妆了。殊不知，这会为肌肤留下安全隐患，使美丽大打折扣。

"化妆不卸妆皮肤会更好"纯属无稽之谈，化妆不卸妆对皮肤造成的伤害是不可逆的，用再昂贵的护肤品也补不回来。千万不要给自己偷懒不卸妆找借口，为了美去化妆，却懒得卸妆，总是要付出代价的。

不卸妆对皮肤的伤害

1. 会堵塞毛孔。

我们的皮肤需要依靠细小的毛孔进行呼吸，而化妆品会堵塞毛孔，长时间不卸妆会导致毛孔粗大。白天里，我们会接触到很多的粉尘，化妆品可以隔离紫外线保护皮肤。夜晚就是皮肤呼吸的时间，睡前要做好卸妆和清洁工作，让毛孔得到休养和呼吸。

2. 导致皮肤水油失调。

我们知道皮肤有油性与干性之分，偏油或偏干都不美丽，只有水油平衡的皮肤才细嫩光滑，富有弹性与光泽。如果不卸掉化妆品会导致皮肤无法进行正常的修复调节，致使水油失衡，会加速皮肤变干。

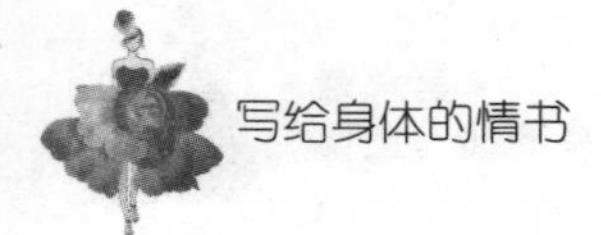

3. 污染会伴随睡眠。

白天由于我们的皮肤接触细菌较多，不卸妆就睡觉会导致细菌滋生，陪伴我们夜晚睡眠，长时间会加速皮肤的衰老。

4. 痘痘肌肤的出现。

痘痘是女性最讨厌的皮肤难题，而痘痘的形成主要是由于毛孔堵塞、细菌滋生，很多问题性皮肤会由于平时不注重卸妆，逐渐形成粉刺，暗疮等皮肤问题。

我们日常使用的化妆品为了能更好地贴合皮肤，其主要成分基本油脂含量较重。这些成分用洗面奶很难彻底清洗干净，所以，卸妆是护肤不可缺少的步骤，化妆品中的油脂一定要用卸妆产品才能清洁干净，因为卸妆产品主要是针对脂溶性的污垢。皮肤带妆的状态不要超过 8 小时，如果超过了就会加重皮肤的负担。所以一定要养成好的清洁习惯，保护我们的皮肤健康。

不化妆也要卸妆

很多姐妹一般都认为自己不化妆就没必要卸妆，其实不化妆也要卸妆。我们的皮肤每天都会接触环境中的很多脂溶性污垢，如汽车尾气、厨房油烟等，这些污垢是洗面奶无法彻底清除的。也就是说，我们说的卸妆，其实是“卸油脂”。如果不卸妆，这些油脂会堆积在皮肤上，久而久之就会产生斑点，让我们的皮肤变得暗淡无光泽。如果脂溶性的污垢清洁不彻底，这些油脂会直接堵塞毛孔，会使营养成分不能充分地吸收。造成护肤品的浪费或造成营养过剩。长期保持皮肤的彻底清洁，会很好地延缓皮肤的老化

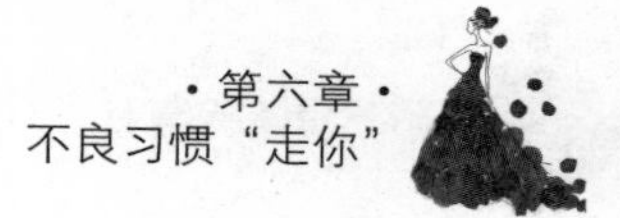

常见的卸妆产品

卸妆产品一般有3类，除了常见的卸妆水，还有卸妆油和卸妆膏、乳。

1. 非水溶性成分是卸妆水的主要原料，这些成分可以轻松地溶解彩妆并将其清除。因为它的质地清爽，不含油分，所以油性皮肤和混合性皮肤更适合使用卸妆水。可能很多人都觉得卸妆水卸妆力度不够，其实只要用对方式，它的卸妆能力还是很优秀的。在使用卸妆水的时候，用量一定不能省，否则容易卸不干净。皮肤敏感的人可以使用一些成分温和的卸妆水，避免刺激皮肤。

2. 卸妆油是通过油脂溶解彩妆来达到卸妆的目的。虽然它的卸妆力度强大，但是对于那些皮肤出现问题的人来说就是雪上加霜了。所以有伤口、敏感皮肤、红血丝的女性尽量不要使用卸妆油，以免加重皮肤问题。卸妆油在卸妆的过程中会削弱肌肤的角质层，降低皮肤的保护力，所以一定要选择成分温和的产品，如果预算充足最好选择植物油成分。

3. 卸妆乳就是通过滋润彩妆后带走皮肤污垢达到卸妆效果。它能够减少皮肤油脂的流失，具有很好的润肤功效，非常适合干性、中性肤质。卸妆膏的质地比卸妆乳更厚，卸妆效果更好，但是更油腻。卸妆乳比较轻薄温和，使用起来也比较方便。

健康悄悄话：

那些化妆品的残留物会导致毛孔堵塞，从而引起我们皮肤表面的不良反应，造成皮肤损伤，而且许多化妆品中都含有有害物质，

经常使用会导致化妆品过敏、中毒。最重要的是，还会导致身体正常的代谢受阻，毒素在体内长期停留，最终会危害到身体健康……所以，我们还是老老实实地卸妆吧！

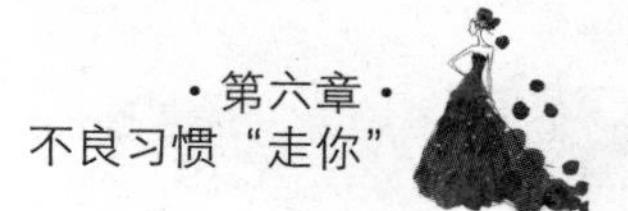

§“美丽冻人”遗患多

冬天里，“不要温度只要风度”的女性朋友一边美丽一边瑟瑟发抖，殊不知已经埋下了健康隐患。在此提醒爱美的女性朋友们，不要为了美丽动人而不要健康。冬天里，女性更要注意应季的保养，正所谓百病从寒起，很多疾病是冻出来的。爱美也要注意保暖。

为了避免穿厚衣物显得身材臃肿，许多爱美的女孩冬天只穿薄薄的一层衣服，以保持其体态风度。但从中医养生学的角度来看，冬天以“藏”为主，要避免身体肌肤暴露在外界。

1. 不要在冬天减肥

减肥是爱美女性一生的事业，即使在寒冷的冬天，我们也不肯多摄入一点热量。其实人类与动物一样，冬季需要储存一些脂肪来抵抗严寒。无论是节食、运动或者药物减肥方法，都是在短时间内消耗大量的热量，这在中医属于“泄”的范畴，不适于在冬天进行。

2. 易造成痛经

一到降温时，医院门诊每天都接诊许多痛经的年轻女孩，这些穿着单薄的女孩为美丽付出了疼痛的代价。医生说，女孩痛经的主要原因是穿得太少而受寒，或贪吃生冷食物导致经血不畅，引发了痛经、经期紊乱等。研究表明，腹部腰部受寒，会影响女性肾脏、子宫，形成宫寒，导致排卵

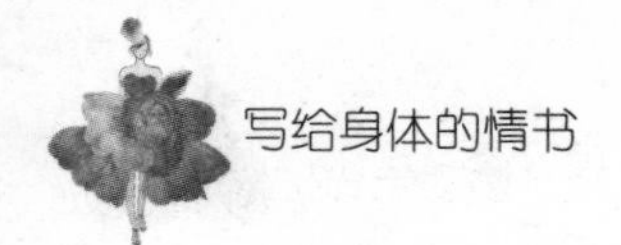

不正常，受孕困难。

女性冬季防冻秘笈

1. 正确的穿衣保暖方法

穿太少容易引发疾病，那么我们平时怎么穿会更加保暖呢？选择85%以上的羊毛或者羊绒大衣会非常保暖，还有尽量不要选择七分袖的大衣，不然寒气很容易往手臂钻，除非戴上长手套。披肩保暖性能不佳，中看不中用，大冷天建议少穿披肩。冬天选择包腿的加绒皮裤搭配中长款的上装，这样的妆扮既时尚又保暖。鞋的选择上，加绒的长靴会更加保暖，还可以戴上围巾和帽子，这样整个人都暖暖的。

晚上睡觉的时候，穿睡衣应以无拘无束、宽松自如为最好。因为睡衣直接与皮肤接触，因此不宜穿化纤制品，其面料以自然织物最好，如透气吸潮性能良好的棉布、针织布，柔软的丝质料子。

2. 适当饮食进补

冬季除了在穿着上注意保暖外，还可以适当进补，来增加身体的御寒能力，蜂胶就是不错的选择。按时吃饭，不要偏食、过度减肥，让身体储存适量的脂肪，可帮助维持体温。如果事先知道自己工作忙碌，不能按时吃饭，可以先准备些面包，或是人参茶等适时地补充热量。在冬季，怕冷女性应该多吃一些羊肉、牛肉、鸭肉等具有补气生血功效的肉类，以及胡萝卜、山芋、大葱等富含矿物质的根茎类蔬菜，还有动物血、蛋黄、猪肝、黄豆、芝麻等含铁食物，这些食物能加快人体的新陈代谢，使分泌功能增强，可有效地改善畏寒现象。

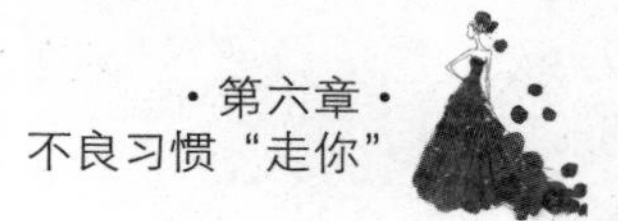

3. 保证脚底不寒

“寒从脚底下生”，冬天时，女性在家最好穿上保暖的厚袜子，避免脚部受凉，否则寒邪入侵机体，机体抵抗力就会下降，疾病就可能乘虚而入。

用热水泡泡脚可以有效改善局部血液循环，驱除寒冷，促进代谢，清除人体血液垃圾和病变沉渣，起到人体的清洁作用，还能抵抗各种疾病，最终达到养生保健的目的。每天晚上用热水泡泡脚，每次泡 20 分钟左右，泡到身体发热，最好能有些微微出汗，特别怕冷的人，可以在泡脚水里加些生姜、肉桂、迷迭香等精油，皆可促进血液循环，让身体暖和起来。如不小心受寒，可用艾叶泡脚，喝红糖姜汤，或用热水袋热敷等，刚受寒时效果好，一定要及时。

健康悄悄话：

女人爱美也应该以健康为前提，根据季节和温度选择合适的着装，切忌盲目追求美丽而使自己身体受影响。平时，我们应根据气温的变化着装，尽量不要在寒冷和阴雨天气穿裙装。如果有特殊需要必须穿裙装时，也应选择质地较厚、较长的毛呢绒或粗呢做成的裙装，必要时可在毛裤外加套护膝，尽可能减少寒冷对膝关节等的不良刺激，以确保身体健康。对于女性来说，由于独特的生理结构与生活方式，在冬天，更要遵循大自然的规律，以藏为主，不做虚寒的冰美人。

第七章 小心呵护『五期』

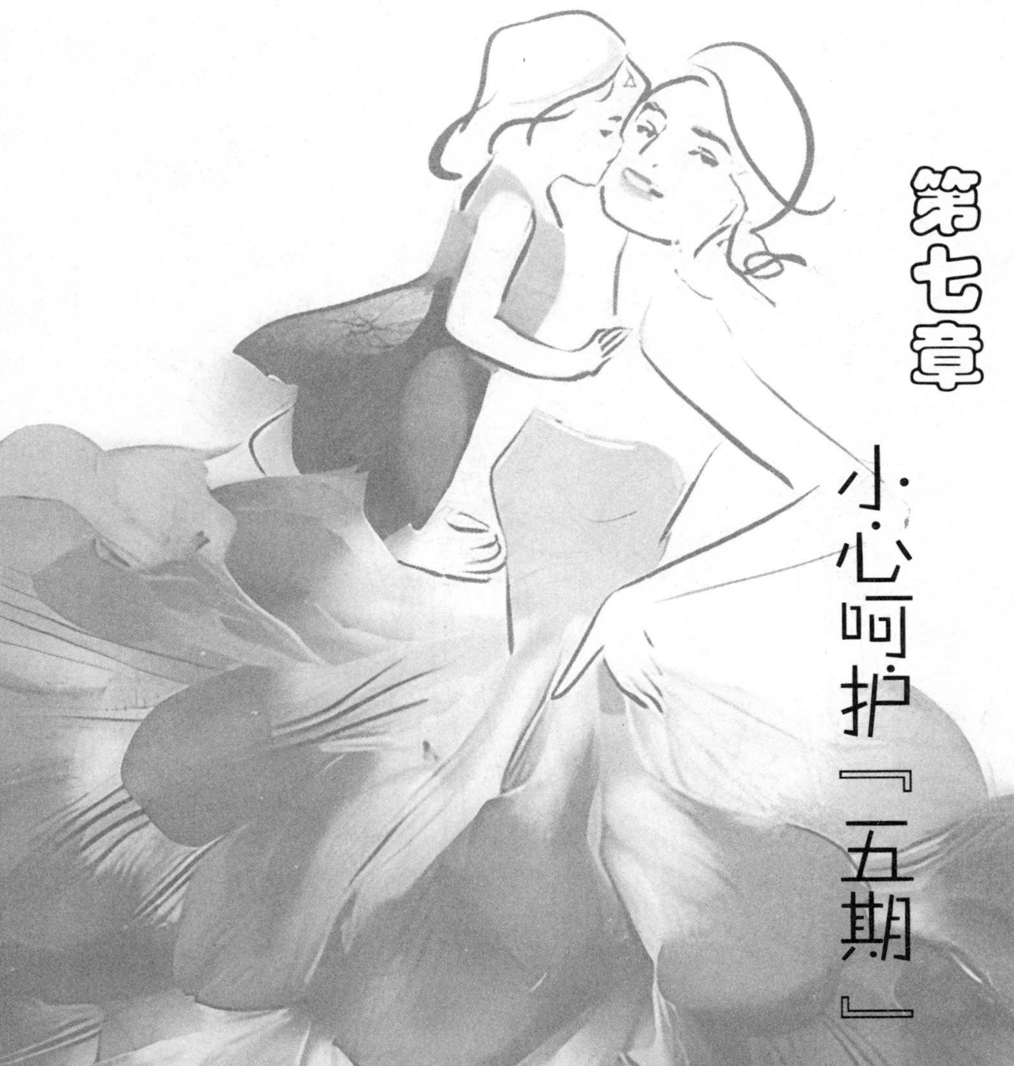

女性由于生理的关系，同男性相比涉及的卫生保健问题更多。女性会经历月经期、妊娠期、分娩期、哺乳期和更年期等五个特有时期，那么，我们更应该掌握生理健康、心理健康、美容、怀孕、分娩、疾病防治等方面的知识，小心呵护“五期”，帮助我们远离健康困扰。

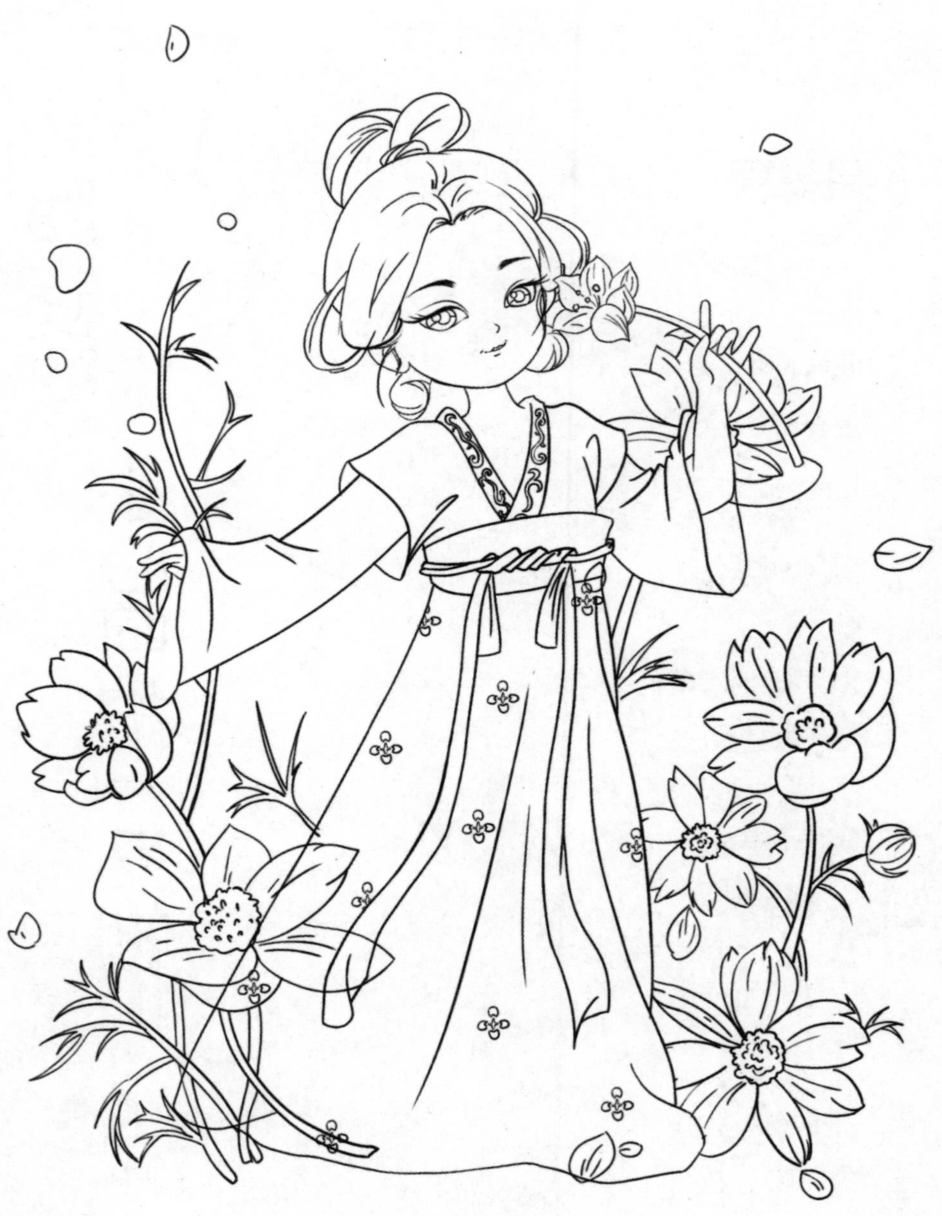

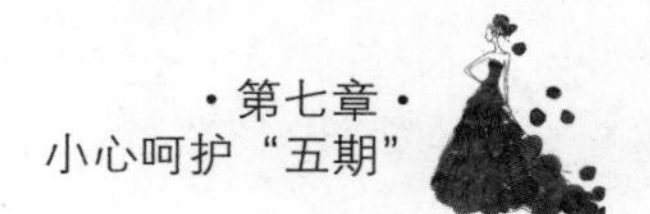

§月经期：如约而至的“老朋友”

月经是女性朋友们不得不小心侍候的存在，是每个月比上班还要准时来看我们的“老朋友”。月经对女性而言真是“恶魔”一样，让人又爱又恨。既能帮助我们排出体内的垃圾，但同时让我们有痛经之类不好的体验。

月经是女性的正常生理现象，但月经期间也会给人体带来一些变化。比如大脑兴奋性降低，会有疲倦、发困、情绪不稳定等情况。同时，抵抗力减弱，容易患伤风感冒等全身性疾病。另外，子宫内膜剥脱，敞开伤口，子宫颈微张，阴道内杀菌黏液被血冲淡，病菌容易侵入引起感染。

经期注意事项

1.要心情舒畅、情绪稳定、乐观。因为月经期会出现精神疲倦、情绪不安等精神方面的问题，所以，我们更需要做到情绪稳定，不急躁，不生气，不烦恼，不要使精神过度紧张，否则会影响大脑皮质调节功能，引起月经失调。

2.注意保暖，不要受凉。比如，不要受雨淋，不要蹚水，不要坐湿地和凉石，不要用冷水洗澡、洗脚和洗头。在冬天要穿暖，更不要吃冷食。因为经期抗病能力降低，受凉后会引起各种疾病。冷的刺激会使子宫血管收缩，造成闭经和月经少。

3.科学饮食。要多吃有营养、易消化的食物，不要吃刺激性强的食物。

4.按时作息。保证足够的睡眠时间，更不可加班加点开夜车。因为经期极易疲劳且思睡，如睡眠不足或过累，就会引起头痛，精神不佳。

5.保持外阴清洁。每天用温开水洗外阴。要特别注意不要使用不洁的盆和浴巾。不要坐浴，防止细菌侵入阴道和子宫，引起炎症。

6.多喝开水。这样可保持大便通畅，但不要喝凉水。

7.适当从事体力活动。可以参加日常的体育活动和劳动，但不可参加剧烈的运动和重体力劳动，以免引起大出血。

如何防治痛经

有相当一部分女性，在月经期或月经前后出现下腹部疼痛，严重时可伴有胃肠不适等症状。一般来说，月经期总会有些不舒服，如轻微的腰酸、腹胀等，不影响日常工作和学习，这就不算是痛经。痛经是很剧烈的绞痛，也可有坠胀感，还伴有恶心、呕吐，甚至出现面色苍白、出冷汗或痛得晕倒，超出正常生理范围。有的人在此期间还会表现出抑郁、焦虑、易激动或少言寡语。以上症状多出现在月经来潮前 1~2 天，或月经第 1~2 天，可持续数小时乃至 1~2 天。

痛经分为原发性和继发性两种：原发性痛经常见于月经初潮后 6~12 个月内，月经时腹痛不伴有盆腔病理情况。继发性痛经常发生在月经初潮后两年，常并发有一些妇科疾病，如子宫内膜异位症、子宫肌腺症、子宫内膜息肉、盆腔感染、宫腔粘连、盆腔充血等。

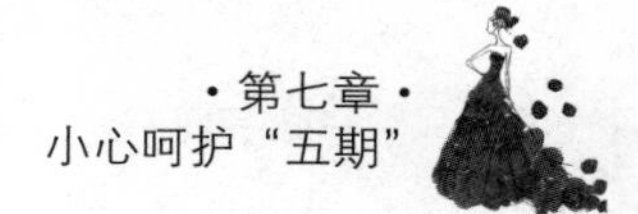

引起痛经的原因很多，主要有下述几种：

1.子宫颈管狭窄。它可导致经血外流不畅，使宫腔内压力增大，故造成痛经。

2.子宫发育不良。它容易并发血管供血不足，造成子宫组织缺血、缺氧，从而引起经前及经期发生疼痛。

3.子宫位置异常。子宫极度前屈或后屈时，以致阻碍经血外流，同样会引起行经前的腹痛。

4.精神、神经因素。有许多痛经患者没有任何妇科病变，而是对痛经过分敏感之故。

5.遗传因素。母亲有痛经者，女儿痛经发生率较高。

6.内分泌因素。痛经经常发生在排卵的月经周期，因此认为痛经与黄体期孕酮升高有关。避孕药中所含激素可抑制孕酮分泌，因此适时服用可以达到缓解痛经目的。

7.有少数女性在宫内放置节育器后可引起痛经。

解除原发性痛经的办法，主要是在月经来潮前精神尽量放松，保持愉快情绪，不可紧张焦虑；多注意经期卫生，常用温开水洗涤；保证充足的休息和睡眠；尽量避免湿冷；注意营养；进行适当活动，如弯腰、转身、散步、床上翻身。这些都将促进经血畅通。如果痛经较重，可在痛经早期适当服些止痛药。有人认为，天天做体操，常常有意识地改变睡眠姿势，或经前3天内每天采用胸膝卧位20分钟，都会对痛经有缓解效果。

健康悄悄话：

月经的来潮使女性每月损失一定量的血液，如果月经周期短，也就是月经过频或月经量多，必然会使女性患缺铁性贫血，对健康极为不利，此时我们应该多进食含铁较多的食物，例如蛋黄、动物肝脏、花生等。为了防止和减轻月经期的下腹不适，还要特别注意不吃生冷以及刺激性的食物，如大蒜、辣椒、冰淇淋等。

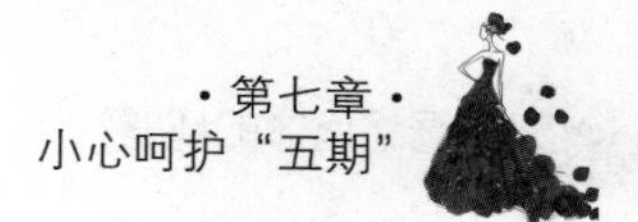

§妊娠期：“准妈妈”的苦乐

女性只有做了妈妈才知道，原来“怀胎十月”是多不容易，当得知自己怀孕的那一刻，我们会欣喜若狂，但一点点小事都可以让我们委屈、落泪。身体笨重得只能像企鹅一样摇摆，虽然非常辛苦，但一想到身体里正孕育着一个生命，就觉得自己伟大并幸福着！

进入孕期的女人，以整个身心真切地体验着神秘的生命孕育过程。我们几乎将全部情感和精力都注入了腹中那个正在渐渐成熟起来的小生命，那缓缓蠕动的小生命更是神秘地将我们带入了一个神奇的幻想世界。

早孕反应时的饮食注意事项

早孕反应不是病，主要是怀孕后内分泌的变化影响，使孕妇对妊娠不能很好地适应而出现的失调现象。但是，孕早期反应时，从饮食上注意一些还是必要的。早孕反应的孕妇，多数有胃部沉重感、食欲不振，加之呕吐、恶心。为了不使母亲、胎儿的健康受到损害，就得设法摄取营养。为此，饮食上有以下几点应予以重视：

1.顺其自然。饮食不要求规律化，想吃就吃。每次进食量可以少一点，可以多吃几次；不必考虑食物的营养价值，只要能吃下去就有益处。待反应过去后，再恢复饮食规律。

2. 可备一些爱吃的零食。如感冒部不适、恶心，应事先准备一些孕妇爱吃的食物，如饼干、点心、蛋糕、小食品等，放于床旁，随时食用，恶心、呕吐就能得到一定的缓解。

3. 努力增进食欲。想办法增进孕妇食欲，根据孕妇爱好进行调味。如爱吃酸者，可准备些酸梅、酸柑橘或于蔬菜中加醋；喜食凉者，可凉拌菜，如凉拌豆腐、拌黄瓜、拌西红柿等，以及吃些冰糕、酸奶等。不断地改进烹调方法，更换菜和饭的品种，也可增加食欲。

4. 避免刺激气味。如炒菜味、汤味及油腻味等。

5. 避免便秘。因便秘可使早孕反应加重。可多食些蔬菜、水果及含纤维素的食品。已有便秘者，应多吃植物油、蜂蜜和香蕉、甘薯等，以保持大便通畅。

6. 补充水分。除进食水果、汤菜、牛奶外，还可饮淡茶水、酸梅汤、柠檬汁甚至糖、盐水等，以补充水分，并可通过利尿而将体内有害物质从尿中排出。当早孕反应终止后，就不必过多饮水，以免引起水肿。

产前检查的内容

产前检查很重要，它与孕妇的保健有密切联系。产前检查内容包括 4 个方面，即病史、全身检查、产科检查和辅助检查。

1. 病史。

年龄、职业和工作性质、家族史，主要了解家族中有无影响胎儿或孕妇的疾病，如高血压、结核病、糖尿病、多胎或畸形妊娠及其他遗传性疾病。

2. 全身检查。重点检查以下项目：

身高、体姿与步态可发现骨盆有无异常，对分娩有重要意义。

3. 产科检查。包括腹部检查、阴道检查和骨盆检查（测量），是产前检查的重要内容。

腹部检查查明胎位，并对胎儿的大小、生活情况及羊水的多少做出大概的估计。

4. 辅助检查。根据以上检查发现的情况，进行单项检查。包括化验、X线、超声波、心电图以及羊水检查等。

产前检查的目的，主要是在于通过定期检查，预防和及时处理异常情况，使其不会威胁孕妇健康和干扰胎儿正常发育。

产前检查的时间，要视妊娠的不同阶段和孕妇的身体状况而定，一般情况下，初次检查应在孕后3个月进行一次，妊娠28周（7个月）前每月检查一次；28~36周，每两周检查一次；36周以后（即分娩前一个月），每周检查一次。如在检查中发现问题，如胎位不正，出现妊高征等，可缩短间隔时间，并进行积极治疗。

健康悄悄话：

女性在怀孕期间应该注意的事情很多，例如要精神愉快、情绪稳定、睡眠充足、饮食合理、搞好卫生和劳动保护、预防疾病等，这样才能保证身体健康和胎儿的正常发育。孕妇在怀孕早期少到公共场所，预防流感、风疹、麻疹、腮腺炎、传染性肝炎等病，避免接触X线、放射性物质和农药。怀孕期间可以照常参加一些适度的工作或劳动，但不能从事过重劳动和高空、深水作业，不要做弯腰的活，避免撞击腹部，不提过重的物件。孕妇衣着要宽大、松软，不可穿紧身衣裤，裤带不可勒得太紧，不要束胸，不宜穿高跟鞋。

§分娩期：小生命的诞生

分娩是人类繁衍后代的一种生理现象，是一次新生命的开始，作为母亲，注定要承受分娩之苦。但在新生命到来的那一瞬间，我们由心底泛起的幸福感是无法替代的。掌握临产前的征兆、正确选择分娩的方式等，有助于安全分娩。

有些女性在分娩的那天会感到烦躁，这是身体发出的一种明确的信号，还有的准妈妈会出现心跳加快、燥热或者头痛等症状。此外，还会有人感到没有胃口或者特别饿，也可能出现腹泻或者严重的便秘。当“见红”的时候，就是该去医院的时候了，这时阵痛也开始变得有规律起来了。

临产前有哪些预兆

1. 上腹部压力减轻，小便次数增加。临产前十多天，由于胎头下降进入骨盆，子宫底也随之下降，减轻了对上腹的压力，但胎头下降压迫膀胱，使膀胱贮尿量减少，小便次数增加。

2. 见红。分娩前 1~2 天内，阴道内有少量血性黏液排出，俗称“见血”。见血是分娩即将开始的一个可靠征兆。

3. 子宫收缩逐渐有规律。宫缩开始时很不规律，随后逐步转为规律宫

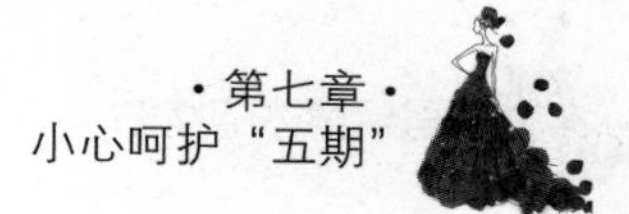

缩，而且收缩越来越强，5~6 分钟一次，每次持续 1~2 分钟。

4. 破水。阴道突然流出清亮的液体（即羊水），有时含胎脂或胎粪，俗称“破水”。破水通常发生在规律宫缩开始后，胎儿娩出前，但有时也发生在临产前，称为“胎膜早破”。破水后，孕产妇宜卧床，立即请人送往医院，请医生处置。通常破水后 24 小时内会自然临产。

影响产程的因素

胎儿离开母体要经过 3 个阶段，医学上称之为 3 个产程。每个产妇的产程之间差异颇大，因为很多因素可以影响产程。如果产妇骨盆情况良好，胎儿又不是太大，那么，只要分娩有进展，一般不必着急。影响产程的因素主要有以下几点：

1 . 精神状况。产妇的精神状况对产程进展影响很大。如果产妇过度紧张，就会使子宫产生不协调收缩，宫口不易扩张，产程随之延长。

2. 宫口与盆底组织的松弛度。一般来说，子宫颈曾经扩张过，产程就会缩短。如经产妇宫口和盆底组织都曾扩张过，产程就比初产妇短得多。即使同是初产妇，个体差异也颇大。

3 . 胎位。正常分娩的胎位是头朝下、脸朝后，医学上称“枕前位”。枕前位是胎儿下降和娩出的最好位置，产程也会比其他胎位短些。

剖宫产与自然分娩

大家知道，女人生孩子是正常的繁衍后代的生理活动，从阴道娩出婴儿是人类的自然本能，也是分娩最可靠的方式。尽管确实有一部分孕妇有难产的现象，但 95% 以上的孕妇都可顺利地通过阴道分娩出胎儿，难产率

仅占3.5%。

从分娩的过程来看，阴道自然分娩有以下好处：有利于胎儿出生后的呼吸，胎儿由在子宫内依赖母体生活，到出生后的独立生活，是一个巨大的转变，这一转变必须有一个适应的过程。当胎儿经过阴道时，胸部受压，娩出后，胸腔突然扩大，有利于胎儿出生后的呼吸建立。阴道分娩时，胎儿头虽然受到阴道挤压可拉长变形，但这种变形是一种适应性变化，出生后一至两天即可恢复，不会损伤大脑，也不会影响胎儿的智力。临床证实，阴道分娩产后感染、大出血等并发症较少，易于产后身体恢复。

剖宫产虽然安全、快速，但它只对难产有作用，绝非分娩的捷径。分娩时，胎儿未经过阴道挤压，不利于新生儿呼吸的建立，肺部发生病变的可能性略大；不利于体力及早恢复，剖宫产使产妇经历了一次较大的手术，失血比阴道分娩多，对健康影响较大，而且产后如不排气，进食受影响，不利于体力的迅速恢复。

易引起相关病痛。虽产时比自然分娩痛苦要小，但产后痛苦要大得多，且易引起伤口感染、术中羊水栓塞、手术意外不得不行全子宫切除等情况；术后母体恢复慢，易出现盆腔内组织粘连及肠粘连引起慢性腹痛等的症状；也给子宫留下疤痕，给今后的分娩或人工流产带来很多麻烦。为安全起见，剖宫产妇两年内不能受孕。

剖宫产儿的智力与自然分娩儿的智力比较无明显差异。智力的发育与遗传、社会因素、孕期用药、孕妇并发症等有关。剖宫产虽然是产科领域处理难产的一大有力措施，但无论如何也不能代替正常经阴道分娩。产妇在分娩过程中，一定要遵从医生的指导，与医生配合，尽量争取经阴道分

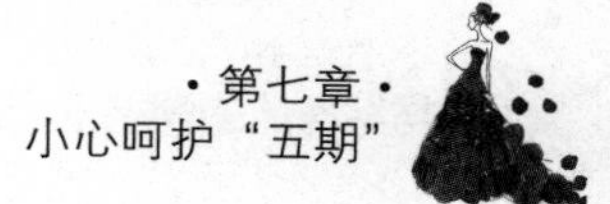

娩。如果在母婴任何一方有危险时，孕妇可以提出剖宫产的要求。

健康悄悄话：

准妈妈应该顺其自然，千万不要有压力。分娩究竟需要多长时间因人而异，而且是可以遗传的。因此，不妨询问自己的母亲，看看她的分娩经历如何。也可以了解一下姨妈和外祖母的生产过程，多少会有所帮助。对阵痛的敏感程度与分娩持续的时间关联不大。但是准妈妈可以坚信，当听到宝宝第一声啼哭的时候一切忍耐都值得。

§哺乳期：家有宝宝渐长成

母乳是婴儿成长最安全的天然食物。女性在哺乳期，需要注意营养的摄取，才能满足宝宝口粮需求，为了使身体尽快恢复，我们还可以做一些产后健身操。

我们都知道，结婚和生子是女人一生中的两件大事，不论在精神还是身体上，对女人的改变都是非常大的。当小生命降生的那一刻起，女人就自动自觉地承担起母亲的神圣职责，甚至会因此而忽略了自己。

很多女性在生完孩子后，一直沉浸在当妈妈的喜悦之中，而忘记了一些身在哺乳期该注意的问题。比如在哺乳期该吃什么？需要注意什么？接下来为女性朋友们介绍哺乳期需要注意的几大问题，仅供参考。

坐月子的休养条件

产妇的居室若是安静清洁舒适、空气新鲜、夏凉冬暖，这是最理想的；若是居室朝南或面西，夏季应采取降温措施。产妇的居室要适当开窗通风（避免吹对流风），产妇及婴儿床可用帐子，以防蚊虫叮咬。产后坐月子千万不要“捂月子”。因产妇抵抗力弱，如门窗紧闭，通风不良，室温过高，或产妇穿衣太多，散热困难，容易导致中暑。室内用具应摆放整齐，再摆放些鲜花、盆景，令人心情舒畅。

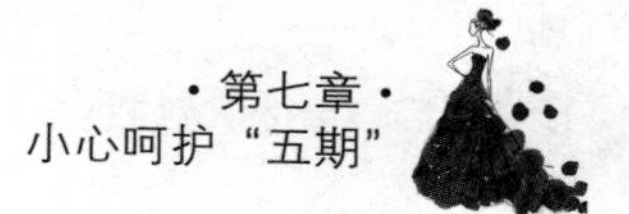

产褥期休息注意事项

产褥期是产妇全身器官，尤其是生殖器官逐渐恢复的阶段，应该好好休息。只有体力恢复，才有助于全身器官的复原，保证有充足的乳汁分泌。医生指出分娩和产后经过顺利的产妇，一般产后第一天会疲劳，应当在24小时内充分睡眠或休息，使精神和体力得以恢复，为此应完全卧床休息。第二天则可坐起，下床活动；下床活动的次数、范围、时间，应每日逐渐增加。产后2~10日内，可下床，梳洗、进餐、二便，产后10~20日内，应自理日常生活；产后20日以后，便可下床徐行，活动筋骨，疏通气血。

月子中的饮食

产妇在坐月子期间，同怀孕期一样，必须注意饮食，一是补充自身在怀孕期间及分娩时的耗损，二是补充足够的营养，使母体分泌充足的乳汁来哺育婴儿。这就说明，产妇的饮食必须满足这两方面的需要。那么怎样安排适合产妇的饮食呢？这里提一些原则。

1. 多吃营养价值高的食物。产后所需营养并不比怀孕期间少，尤其要多吃含蛋白质、钙、铁比较丰富的食物。

2. 饮食的搭配要合理。产妇的营养要全面，不可偏废，也不是吃得越精越多越好。产后仍需以白面、米饭为主食，多进蛋白质，兼食水果、蔬菜，才是全面、正确的饮食调理法。

3. 多吃易消化及刺激性小的食物。否则易引起婴儿不适或疾病，产妇长期便秘，可诱发子宫脱垂。

4. 不要挑食、偏食，不要盲目忌口。哺乳期间，营养必须全面，否则会影响产妇的身体恢复和健康。

产后健身操

分娩以后，产妇腹壁很松弛，为了帮助恢复、促进产妇身体健康，可以每天做几分钟健康体操。

第一天：

1. 呼吸运动。仰卧在床，双脚平放在床上，两腿并拢，屈膝，深吸气，然后收腹背肌肉呼气，稍停放松。重复 4 次，每天 2 组。

2. 足部运动。仰卧，双腿并拢伸直，做屈伸足趾运动，然后以踝部为轴心，两脚做内外活动，收缩腿部肌肉，将双膝向床面下压，重复 4 次，每天 2 组。

第二天：重复 1 、 2 ，加做 3 、 4 。

3. 提肛运动。仰卧、屈膝、双脚并拢。收缩肛门，如控制排便，重复 3 或 4 次，每天做 2 组。如果会阴疼痛，可减至 1 或 2 次，或推迟一天做。

4. 舒展运动。俯卧，在头部、腹部和小腿下垫枕头。采用此种姿势放松休息 30 分钟。

第三天：重复 1 ~4，加做 5 、 6 。

5. 腹背运动。保持 1 的姿势，收缩，两臂伸直，两手触碰双膝，保持数秒钟，然后放松。重复 3 或 4 次，每天 2 组。

6. 下肢运动。仰卧，双腿伸直，左腿抬起至大腿与身体成 90° 度角，然后屈膝，使小腿与大腿成 90° 角，再伸直放下，换另一侧。重复数次，每天 2 组。

第四、五天：重复 1 ~ 6 。

第六天：重复 1 ~ 6 ，加做 2 或 3 次仰卧起坐。

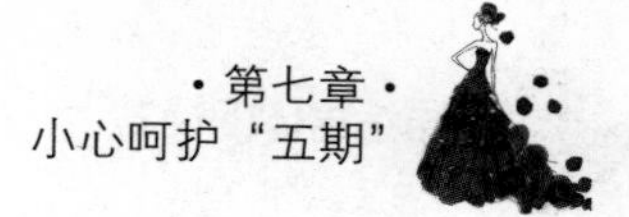

第七天起，可加做其他动作。

第十天：早晚各做 1 分钟胸膝卧式运动。

哺喂得法

母乳虽好，还要哺喂得法，才能使乳汁源源不断，使宝宝健康成长。一般来说，喂奶要注意以下几点：

1. 注意乳头护理。乳头的护理应从妊娠后期开始，只用温开水洗净，忌用肥皂及酒精擦洗，应将紧缩的乳头逐渐拉出，以免喂奶时婴儿吸吮困难并发生乳头皲裂。

2. 讲究喂奶姿势。最好是母亲坐起，横抱住婴儿喂奶。哺乳时母亲要用食指及其他三指紧贴胸壁从乳房下方将乳房托起，拇指轻轻放在乳房上方，使乳头对准新生儿的口腔上方，把整个乳头和大部分乳晕都放在宝宝的嘴里。

3. 要使两个乳房轮换喂。喂奶时应先喂一侧乳房，吸至奶极少时，再喂另一侧乳房。下次再喂奶时要先喂上次后喂的那侧乳房，这样可使乳汁分布均匀，也可避免两侧乳房大小不均。

4. 拍背排气。喂奶后应将小宝宝抱起，并使其伏在母亲的肩上，轻轻地拍其背部，使吞咽到胃里的空气得以排出，以防婴儿呕吐。

健康悄悄话：

哺乳期女性既要分泌乳汁、哺育婴儿，还需要逐步补偿妊娠、分娩时的营养素损耗并促进各器官、系统功能的恢复，因此比非哺乳女性需要更多的营养。母乳喂养是非常重要的一个环节，在母乳喂养的这段时间内，自己的饮食以及宝宝的饮食都是非常重要的。

§更年期：走出心理困扰

更年期是我们每个女性的必经之路。女人进入更年期后，生理和心理状态都会发生改变，我们要以积极的态度去应对，并培养良好的生活习惯，顺利度过更年期，为幸福安度晚年打下基础。

更年期女性，由于卵巢功能减退，垂体功能亢进，分泌过多的促性腺激素，引起自主神经功能紊乱，从而出现一系列程度不同的症状，如月经变化、面色潮红、心悸、失眠、乏力、抑郁、多疑、情绪不稳定、易激动、注意力难于集中等，甚至影响工作和生活。

处在更年期的女性会出现一些症状，但绝大多数女性都能适应，只有少部分症状比较严重。这些症状因女性的耐受力、健康状态、社会地位、情绪的平衡及心理状态而异。

更年期的主要生理特点

一是月经变化。更年期分为绝经前期、绝经期和绝经后期3个阶段。绝经前期：此时并没绝经，但卵巢功能已经开始衰退，有时有排卵，有时无排卵。绝经期：此时月经停止，一般认为月经停止一年才算绝经。绝经后期：从月经停止开始到60岁，进入老年。二是各器官功能减退。生育功能、性生活能力、全身各器官功能逐渐减退，可能出现更年期综

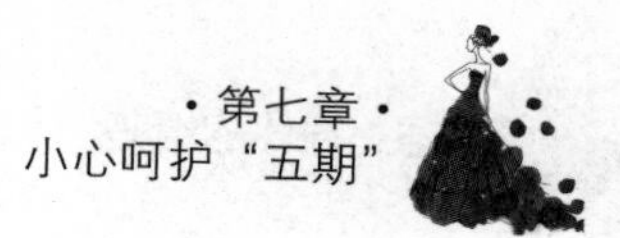

合征。

更年期女性的心理变化

更年期女性常见的心理变化有以下几个方面：

1. 焦虑心理反应。这是更年期常见的一种情绪反应，由于更年期综合征的出现，使患者顾虑重重、怕衰老，担心记忆力减退，过度焦虑容易陷入失眠的困境。

2. 悲观的心理反应。更年期女性注意力不集中，记忆力减退，往往会导致女性对病情的发展有悲观的想法，情绪消沉，易激动、烦恼。

3. 个性及行为改变。比较严重的更年期症状，能改变人的性格、情绪，引起心身障碍。个性的改变和情绪的不稳定，包括多疑、自私、唠叨、急躁甚至不知人情，无端的心理烦乱，过度兴奋或偏向于戏剧样表演，或是多疑与好斗交织在一起。

以积极的态度度过更年期

女性进入更年期后，一切组织器官，包括大脑在内都会从形态和功能上逐渐发生退化，表现出人体各种功能和对内、外环境适应能力的降低。人的心理活动是大脑的功能之一，大脑的衰老也会表现在心理的衰老上。所以一个人的衰老包括心理和生理两方面，而形态和功能的变化常常不是平行的关系。更年期女性由于绝经的到来，自主神经功能紊乱，引起一系列症状。而积极的心理活动能影响大脑的生理功能，可推迟衰老的进程。更年期女性可以通过自身的努力，顺利地度过更年期，并且可以使自己的“心理年龄”大大小于生理年龄，从而推迟衰老，达到延

年益寿的目的。

更年期女性的良好生活习惯

要做到这一点，须注意以下几个方面：

1. 科学安排日常活动。对推迟心理衰老的各种措施都要坚持实施，如坚持锻炼，这不仅能增强体质，而且能保持身心健康，慢性疾病也会好转。要有意志和毅力，保持生活规律化，从饮食、嗜好到居住的环境、待人接物等方面逐渐养成良好的习惯性反应。

2. 劳动是保持心理健康的源泉。劳动包括体力劳动和脑力劳动，大脑的衰老和身体其他器官的衰老一样，取决于健康状况。人脑有很强的可塑性，人到更年期，只要有强烈的求知欲望，不断地学习和思考以锻炼脑力，不仅可以改善脑血流的运行状态，推迟脑细胞的萎缩，而且可以了解社会的各种变化，学习到新知识，使自己能赶上前进的步伐，消除落伍掉队的感觉，使心胸更加开阔。

3. 要使精神有所寄托。这是心理健康的重要因素之一。把精力寄托在事业和爱好上，有意识地充实生活内容，如培养好中青年一代，包括事业中的接班人和家庭中的子孙后代；著书立说、种花下棋、写字钓鱼、手工编织等；即使退休后，也可以参加一些社会活动，积极地参与生活，使自己生活在集体的友爱之中。

4. 注意性格的陶冶。更年期易出现急躁、焦虑、忧郁和愤怒等情绪，一定要设法防止这些情况出现。一旦出现了，要正确对待，努力克制，因为这种消极情绪对身心健康极为有害。培养开朗、乐观的性格，用微笑来面对人生的多事之秋，为幸福安度晚年打下基础。

健康悄悄话：

更年期的心理变化过程是缓慢的，倘若缺乏思想准备，其危害不亚于体力衰退，但心理上的这些变化是有办法克服的，甚至可以推迟或避免它的到来。如果在更年期出现了不良的情绪反应，首先要正确和客观地面对现实，不要惊慌不安、自怨自艾，然后再寻求解决问题的办法。对于反应较轻的女性，可以通过自我克制、自我纠正、自我宽慰、自我调节而达到心理平衡。如果情况严重，要尽快找医生进行心理咨询，必要时可进行心理治疗。

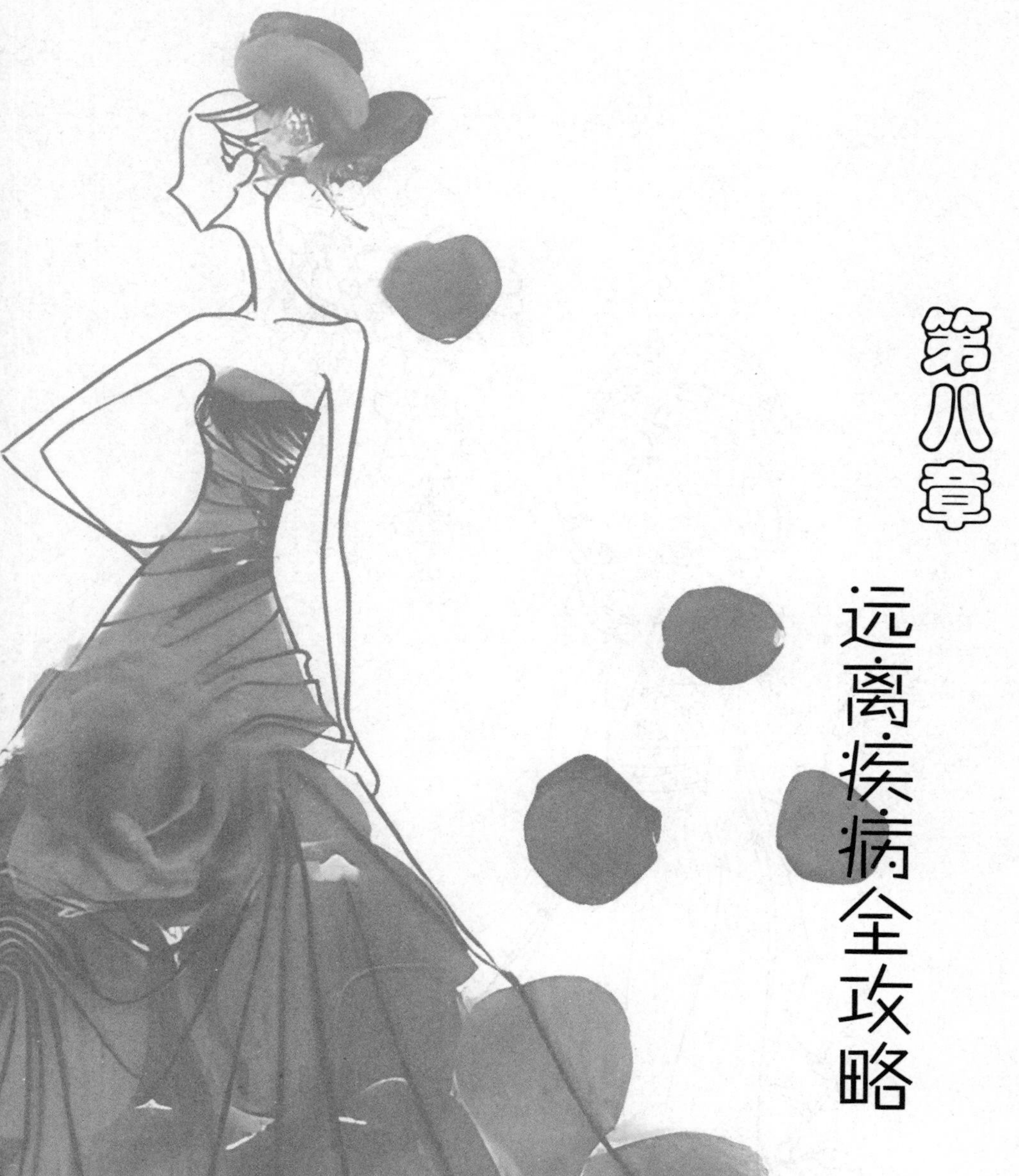

第八章 远离疾病全攻略

女人对妇科病一定不陌生，自从女人发育成熟后，就会受到妇科病的困扰。引起妇科病的原因有很多，不良的饮食和卫生习惯都会引起妇科病，甚至还会造成不孕。女性朋友最怕患上妇科疾病，很多种类的妇科疾病是很折磨人的，反反复复、难以根治，让女性痛苦不堪。疾病重在预防，那么女性在日常生活中如何做才能远离妇科疾病呢？

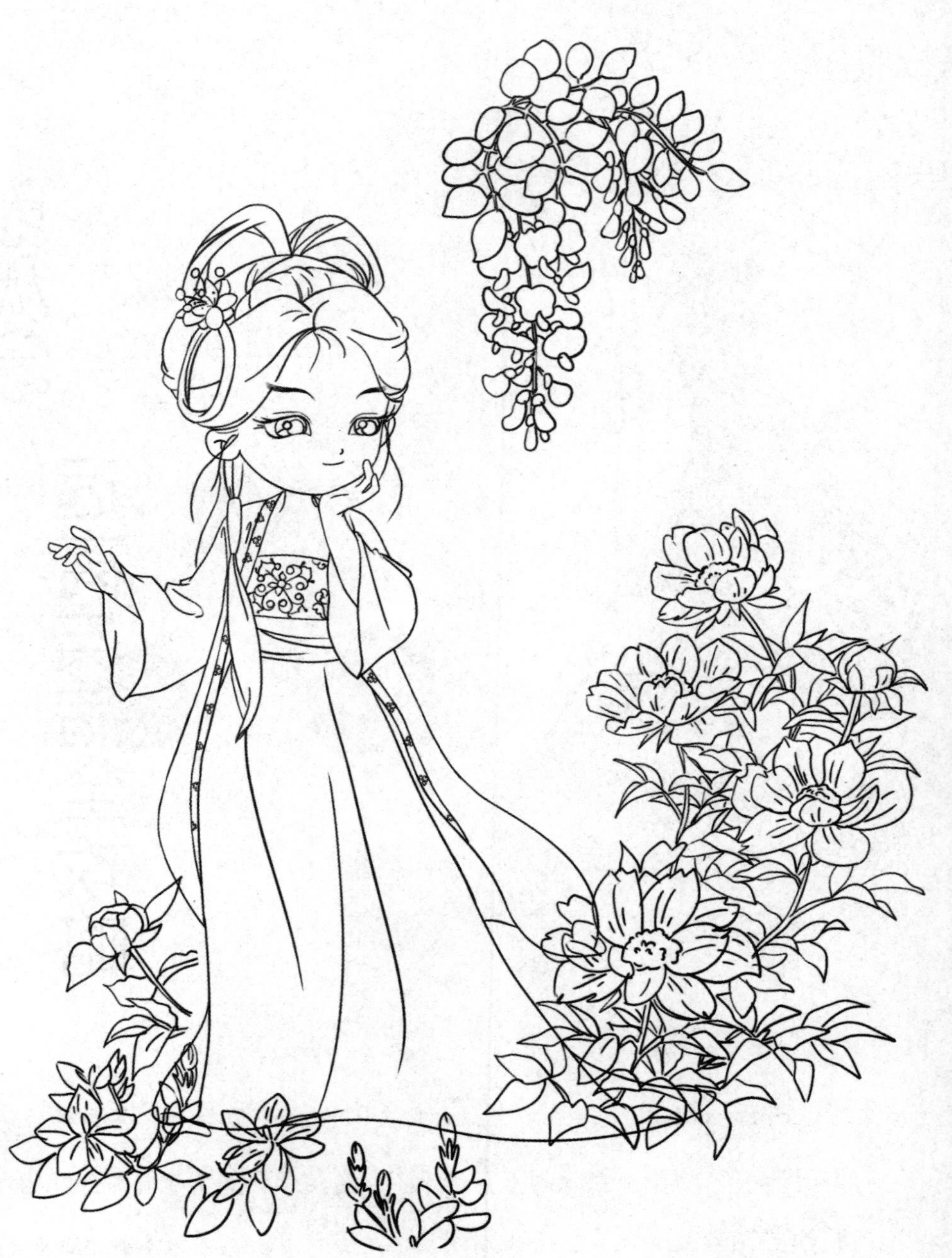

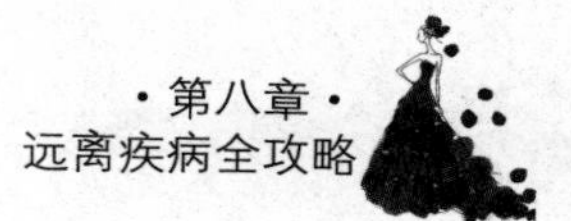

§99%的病是气出来的

生活节奏越来越快、压力越来越大，这使得很多看上去温柔如水的女性成为一点就着的“炸药包”。生气成了我们的家常便饭，但这种不良情绪会导致女性内分泌系统紊乱，降低抵抗力，进而引发疾病。所以，我们要学会消气，重拾一份好心情。

女人生气八大危害

1. 色斑沉着：生气的时候，大脑里面的血液毒素会增加，刺激毛囊，引起毛囊周围不同程度的炎症，从而导致色斑问题出现。

2. 月经不调：生气和压抑会导致肝气郁结，出现月经不调、周期不规律、经量减少、血色暗红等问题，甚至出现闭经或更年期提早到来。

3. 伤害乳腺：生气会导致肝气不舒、气滞血瘀，发生乳腺增生等疾病。同时，生气会对子宫、乳腺等造成伤害，因为乳腺通向的是脾胃的部分，子宫通向的是肝脏的部分。

4. 出现甲状腺问题：生气会扰乱内分泌系统的控制中枢，引起甲状腺功能的混乱，久而久之会引发甲亢。

5. 加速大脑衰老：生气时脑血管压力增加，血液中含有毒素最多，进一步加速脑部衰老。

6. 胃溃疡：生气会引起交感神经兴奋，直接作用于心脏和血管，减少胃肠血流量，蠕动减慢，严重时会引起胃溃疡。

7. 造成心肌缺血：大量的血液冲向大脑，会使供应心脏的血液减少而造成心肌缺血。

8. 损伤免疫系统：生气时，大脑会命令身体制造一种由胆固醇转化而来的皮质醇。如果在体内积累过多，就会阻碍免疫细胞运转。

如何让生气不超过3分钟

应该怎么缓解生气的情绪呢？首先，平静地思索一下“此气到底该不该生”，很多小事就自然可以化解；然后站在别人的角度考虑一下，或许能看到问题另一面；最后就是要找一种适合自己的疏解方法，唱歌、散步、聊天、吃东西，尽快地排解情绪。

这里提供一个行之有效的方法，生气不超过3分钟，消气越早越快越好。当然，说起来容易，做起来不容易。因为人在生气时，气往上升，心胸变得狭隘，好钻牛角尖儿。这是消气的主要障碍。为克服这一障碍，可主动采取下列方法：

躲避法：立即离开生气的现场和惹我们生气的人，找个清静地方去看书或做别的事。

宣泄法：找知心朋友或其他自己信赖的人，倾诉自己内心的不平，求得安慰、疏导与调节，这就会加速消气的进程。

转移法：到室外散步，到附近公园遛遛，或听几首自己喜爱的歌曲或音乐，把注意力转移到其他事物上去，心里的气自然会渐渐消除。

升华法：立即从事自己感兴趣的事情，唱唱歌，挥洒一幅书画，拉一

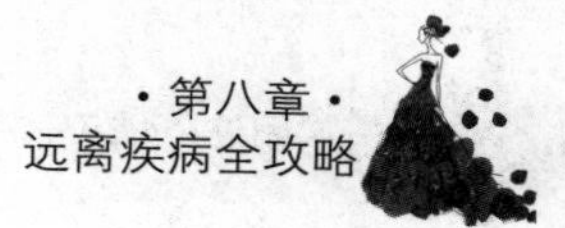

曲琴，品一壶好茶，摆弄一下花草……

健康悄悄话：

当一件十分令人气愤的事情发生时，我们想要“心平气和”的确很难，虽然我们不能决定事情是否遂心愿，但是却可以控制自己的情绪，以及生气的时间。让“气愤”的强度减弱，时间缩短，维持心理平衡，把气消了，重拾好心情。

§面对妇检别走开

妇科疾病有时并无明显症状，只有定期检查才能及时发现，并在很大程度上有助于某些癌症的早期发现和更好地诊治。因此，女性平时要定期去正规医院进行身体检查。健康的身体需要日常的基本呵护、定期检查以及及时有效的医治。

妇科检查查什么呢？所谓妇科检查，主要是用窥器检查盆腔的情况，其中包括阴道、宫颈、子宫、附件，附件包括输卵管、卵巢。观察宫颈的形态，子宫有无增大、质地软硬度，附件有无增厚及包块，而育龄期妇女每1~2年要做一次妇科检查，同时要常规做宫颈防癌刮片，筛查宫颈病变或宫颈癌。

妇检是女性的一道“护身符”

女性内生殖器官有卵巢、输卵管、子宫和阴道，许多妇科疾病都发生在此。只有定期做妇科体检，才能有效地预防妇科疾病的发生。

据世界卫生组织调查：三分之一的癌症可以预防，三分之一的癌症如早期发现可以治愈，三分之一的癌症可以减轻痛苦延长生命，像子宫颈癌、卵巢癌、乳腺癌，还有子宫肌瘤等常见病，通过体检都可以早发现、早治疗。正因为如此，对女性来说，妇检是一道“护身符”。

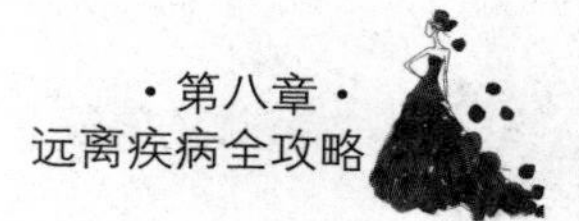

根据调查，在已婚女性的妇检中，50%～60%有不同程度的阴道炎和宫颈炎，如果不及时诊疗，由宫颈炎发生为宫颈癌的概率是正常人的7倍。宫颈癌从早期的炎症发展到恶性的癌变需要6~8年，如果好好把握住这段时间，现代医学手段完全可以把癌变检查出来。其他如卵巢癌、乳腺癌、子者招待会宫肌瘤等常见病，都可以通过体检早发现、早治疗。

妇科检查并不可怕

对于大多数女性而言，到妇产科做检查无疑是充满了惊惧。究其原因，除了因为做妇检要暴露隐私部位接受医生的检查，以及回答一些令人尴尬的问题外，更因为有些人担心这种检查会伤害自己。那么检查到底查些什么，它是否真的很可怕呢？

妇科检查是很普通的检查，它的作用是对一些妇科疾病进行早期预防以及早期治疗。许多妇科病是没有早期症状的，例如卵巢肿瘤，它的发病率很高，是威胁女性健康的一个主要疾病。在它I期、II期的时候是没有症状的，直到III期、IV期才会觉得肚子胀，吃不下饭，因为这时候已经有腹水了。而很多妇女来医院看病，往往都是觉得很不舒服了才来，结果发现已经是卵巢癌后期了，失去了最佳的治疗时机。

其实妇科检查很简单，首先医生看外阴有无肿瘤、炎症、尖锐湿疣之类。其次是阴道检查，看看有无阴道畸形、阴道炎症、白带异常。宫颈检查要看一看有没有宫颈炎症等。为了防止肿瘤，还要做个宫颈刮片检查，也就是防癌涂片检查，如果有问题，通过这种方法几乎90%都能查出来。有的病人怕做刮片很疼，其实它一点也不疼，没有任何感觉，往往大夫做完了病人都不会察觉。

此外，妇科检查还包括触摸检查子宫的大小、形态以及子宫的位置是否正常。有的女性是子宫后位，来月经时常常会有腰骶部疼痛的感觉，发生子宫脱垂的概率也很大。像这种情况，在妇检时，医生就会帮助给予纠正。其他的像卵巢肿瘤、子宫内膜异位、子宫肌瘤、粘连等疾病通过妇科检查都能查得出来。有的女性觉得子宫内膜有问题，并且月经没有规律，类似这种情况医生会建议做B超来查一查宫腔。这一系列的检查都是常规检查，没有什么痛苦，也不会对女性身体造成伤害。

健康悄悄话：

除去恐惧心理，中国女性特有的羞涩和保守的观念也是阻碍她们做妇科检查的一个因素，其实这是没有必要的。作为医生，早已看过成千上万种外观和大小各异的身体各部位，对他们而言，这与“性”无关，只不过是人体构造的一部分，大夫所要做的就是检查这一部分是否有疾病存在。

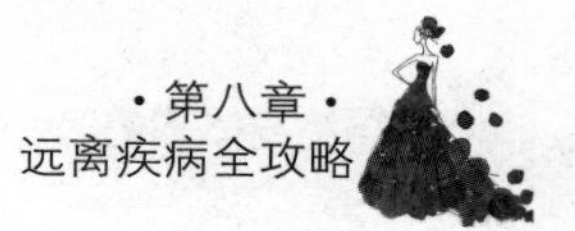

§关注女性“特区”卫生

女人似水，清净才更健康，曾经“洗洗更健康”的广告语红遍大江南北，女性多有每日清洗的习惯。在没有疾病的情况下，女性外阴清洗用干净的温水就可以了，关注女性“特区”的卫生，对女性健康至关重要。

部分女性朋友每天都会冲洗阴道，甚至使用各种私处清洁液，以为这样会更加卫生，但这样过度讲卫生往往会适得其反。这是因为阴道有自身的酸碱平衡，并且阴道有自净能力，使用护理液还有可能破坏阴道本身的酸碱平衡和自净能力。

女性“特区”的构造

女性的外阴生殖器构造比较复杂，皮肤、黏膜的皱褶较多，既有汗腺、皮脂腺，又有前庭大腺和子宫颈、阴道的分泌物。阴阜和大阴唇的外侧在青春期长出的卷曲的阴毛，常黏附一些污垢的白带、经血或外阴皮脂腺的分泌物，而大、小阴唇同阴蒂之间的空隙处，也是生殖器上的污垢容易积存的地方，何况阴道口前有尿道口，后有肛门，极易受到尿液及粪便的污染，也容易积存污垢并产生气味，如果不经常清洗，便可刺激外阴的皮肤，引起瘙痒。同时，这些污垢还是病原体生长繁殖的“沃土”和“温床”，增加了病原体入侵阴道引起内生殖器——阴道、子宫、卵巢和输卵

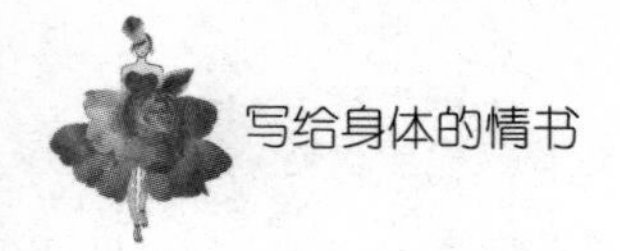

管炎症的机会。

清洗的顺序

女性最好每天晚上用温水清洗一次外阴。清洗的顺序是：先内后外，从前向后，尿道口、阴道口应优先清洗，然后才是大阴唇外侧、阴阜、大腿根部内侧，最后清洗肛门。月经期还应增加清洗次数。外阴部的皮肤、黏膜比较柔软，容易受到损伤，清洗时动作要轻柔。一般不必清洗阴道，因为阴道内生长着一种天然的不致病的阴道杆菌，它能保持阴道内的酸性环境，使病菌不易生长。此外，大便后应由前往后擦，而不要从后往前擦，以免把粪便污物带入阴道口及尿道口。小便以后，最好也要擦一下，以保持外阴不受尿渍的侵蚀。

经常换洗内裤

内裤避免太紧太小。因为女性的尿道比较短，距尿道口很近，阴道口生长繁殖的病原体时刻威胁着尿道口，这些病原体一旦进入尿道，就可能沿尿路上行感染，引起泌尿系统炎症。肛门距外阴也很近，内裤太紧，易于与外阴和肛门产生频繁的摩擦，易导致外阴处的病原体进入尿道口和阴道口，引起泌尿系或生殖系的感染。

健康悄悄话：

人体是有防卫机制的，正常女性的阴道中有很多自我防卫的因子，阴道内本身存在很多对人体有益的菌类，比如乳杆菌，起到生物屏障和免疫保障的作用。过于频繁冲洗阴道，自我的防卫机制就会被损伤，自然增加了感染的可能。

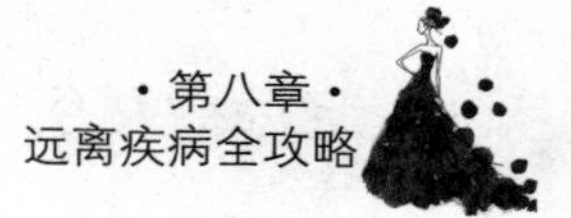

§多关注性激素

现代许多女性正在受到内分泌失调的侵扰，可能还没出现明显的症状，还没有严重到需要治疗的地步，但时不时地出些纰漏也让人受不了：偶尔冒几颗小痘子，莫名其妙地发胖，面对爱人热情渐消。这些其实都是内分泌失调惹的祸，时刻关心性激素就显得尤为重要。

女性最不愿意见到自己的脸每日都在衰老，肌肤越来越松弛，皱褶也在逐渐发生。许多女性朋友不惜选购昂贵的护肤品以期望阻止未老先衰这一状况的发生，却未收到预期效果。事实上，想缓解变老，维持年轻，我们需要关注性激素。

我们通常把参与调节生殖功能的激素称为性激素。女性体内的性激素主要由卵巢和肾上腺皮质合成，包括雌激素、孕激素和雄激素三种。雌激素主要是由卵巢合成的。它的作用是促进女性第二性征发育，促进生殖器官的发育，并使子宫内膜增生，保持女性的心理和行为特征。孕激素主要是由卵巢分泌，卵巢黄体细胞合成的。机体只有在排卵后才会分泌孕激素。当它与雌激素发生协同作用后，可使已增生的子宫内膜呈现周期性改变，来适合胎儿的生存。当女性在妊娠期时，体内的雌激素、孕激素很多，能够抑制机体排卵，防止再次受孕。女性体内也有少量的雄激素。它的主要功能是促进肌肉、骨骼及毛发的生长，也是机体不可缺少的激素。

雄激素主要是由肾上腺皮质合成的，由卵巢分泌的数量会比较少。

通常，孕酮，睾酮，催乳素，雌二醇，黄体生成激素，卵泡生成激素这6种性激素是内分泌科常规的检查项目。了解女性内分泌的激素水平是否处于稳定期主要是通过化验血液测定激素水平，来检查是否已经引起其他疾病。无论哪一个数值异常，都需要在内分泌科医师指导下用药，不能自行用药调理。因为激素类用药剂量是比较严格的，剂量不当会引起其他不良反应。

雌激素水准高的女性的五种特性

1. 月经规律性。

女性月经是不是一切正常，由雌激素代谢来操纵。雌激素充足的女性，月经规律而平稳，而人体的雌激素不平衡会影响女性的生育功能。

2. 皮肤白。

一般来说，女性的皮肤颜色白里透红，肌肤细腻光洁，说明内分泌系统处于平衡状态，体内的雌激素水平一切正常，具备“好”毛细血管和充裕的血液。

3. 身材苗条。

一般来说，雌激素水平高的女性，身形也不会很差。假如人体缺乏雌激素，很有可能发生乳房下垂，乃至向外扩大，胳膊将不再紧实，身形看上去特别松弛。除此之外，还非常容易发生人体脂肪在腹部和腹腔堆积，造成人体长胖走形。

4. 睡眠质量高。

女性身体保持一定的雌激素对人体中枢神经系统有非常好的功效，使

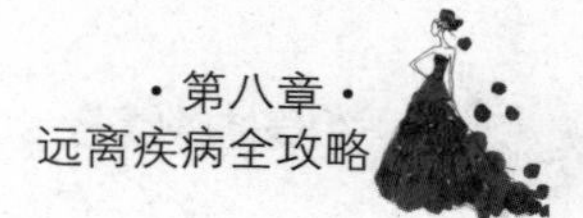

其更平稳，并且大脑神经功能会更好，间接地提高睡眠质量。

5. 毛细血管健康。

雌激素水平既影响月经的规律性和女性的体形，也会对毛细血管的健康产生影响。有关科学研究学者发觉，正常水准的雌激素可使人体内的毛细血管更健康，能够降低心脑血管病和脑血管病、心肌梗死的发生概率。

女性怎样提升雌激素

1. 适当锻炼身体。

实验证明，如果一位女性的运动强度过大并且身形消瘦、体重偏轻的话（比如运动员），她体内的雌激素水准也会降低，这是因为过多锻炼会造成雌激素水准发生改变。不过，大多数女性朋友大可不必担心，我们日常健身的运动量远远达不到过量的标准，适度力量和速度的锻炼能够协助人体保持身心健康，使内分泌平衡，并减少女性患乳癌的风险。

2. 适度的肉类食品和蔬菜水果配搭。

大部分生长激素生成所必需的化学物质都来源于人体脂肪，因而，为了更好地使身体女性激素维持正常，我们必须保证身体人体脂肪水准不必太高或太低。

因而，合理膳食保持适度的肉类食品和蔬菜水果搭配，才能保证适度摄取维生素等，提升身体的抗氧化能力，抵御变老，还能够协助身体减肥瘦身，防止激素代谢紊乱。

3. 维持良好心态。

长期处在抑郁症和过度紧张状态的女性，大脑皮质会遭受一定的危害，这能够造成人体内分泌紊乱，使雌激素外流速率加快，还会继续危害子宫卵巢。

健康悄悄话：

假如我们体内的雌激素非常充足，这对我们而言是一件非常幸福的事。雌激素能够让人更年轻，并使自己看上去比同年龄人更漂亮。假如我们想要更健康，则必须解决欠佳的生活习惯和饮食结构，适度健身运动，并规律作息。

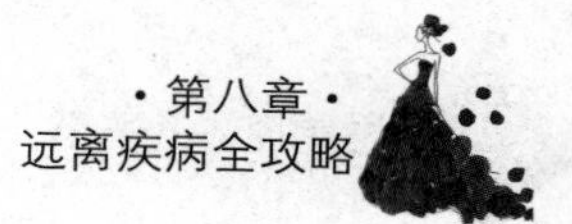

§当与肿瘤“狭路相逢”时

女人只有身体健康才可以展现出婀娜多姿、光鲜亮丽的体态，因此，女人首先要学会呵护自己的身体健康。进入21世纪以来，女性恶性肿瘤的发病率呈逐年上升趋势，因此，妇科肿瘤的专家特别强调，作为家庭的“半边天”，女人最不能忽视3大妇科肿瘤。

在医学高度发达的今天，癌瘤已经不是令人闻风丧胆的“不治之症”，可以做到尽早发现、尽早诊断和尽早治疗。

女性乳腺癌的预防措施

1. 建立早期癌的新概念。传统上，以“乳房肿块”作为诊断乳腺癌首要体征的概念仍沿用至今，但是，乳腺癌早期未必都形成明显的肿块，在此概念指导的情况下容易出现误诊。女性朋友需要引起注意的是，定期进行乳腺检查，了解早期乳腺癌的症状与表现，做到尽早发现、尽早诊断和尽早治疗。

2. 重点检查乳腺癌的易感人群。例如，乳腺癌家族史，特别是受检者的母亲和姊妹以前患过本病；月经初潮过早（小于12岁）或闭经过迟（大于50岁）；大于40岁未育；一侧乳房曾患癌，对侧乳房也属易患部位等。

3. 对乳房出现的任何异常均应查明原因。

（1）乳头溢液，特别是血性溢液，多数情况下与乳腺癌并存，尤其50岁以上女性出现血性溢液时，约半数可能患乳腺癌。

（2）乳房腺体局限性增厚，如出现在未绝经的女性，尤其随月经周期有些大小变化时，多属生理性。

（3）如果增厚组织长期存在，与月经周期变化无关，或日益增厚且范围不断扩大，特别是绝经女性，必须予以重视。

（4）乳头糜烂，经反复局部治疗无效。

（5）不明原因的乳晕皮肤水肿、乳头回缩以及乳房皮肤局限性凹陷等应及时到医院就诊。

总之，当前迫切需要解决的问题是，大力普及早期乳腺癌的检诊知识，广泛开展乳腺癌的普查和女性自查，争取早日提高乳腺癌患者的生存率并降低病死率。

女性如何防治宫颈癌

宫颈癌是女性最常见的一种恶性肿瘤，是可以早期发现的妇科肿瘤。可临床的调查却显示，很多宫颈癌患者没有通过定期的妇科体检发现早期症状。等到患者有症状的时候已基本是中晚期了，失去了早期的治疗机会。

近年来，宫颈癌患者有年轻化的趋势，年轻女性宫颈癌的患病率正在悄然上升。

1. 超过八成的宫颈癌前病变是可以通过尽早发现、尽早诊断和尽早治疗达到治愈的。妇科医生倡议，20岁以上的已婚女性至少坚持每1~2年

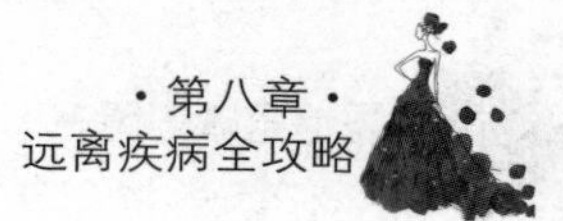

进行一次妇科检查、阴道镜检查。

2.除上环引起子宫出血外，长期白带混血的女性要到正规医院就诊。

3.性生活后子宫出血、妇科内诊检查后有子宫出血现象的女性应及时到医院就诊。有调查显示，有70%～80%的宫颈癌患者早期有上述症状。

女性如何防治卵巢癌

引起卵巢癌的原因很复杂，包括化学、物理、生物等外部致癌因素，免疫功能、内分泌、遗传、精神因素等内部致癌因素，以及饮食营养失调和不良生活习惯等。

该病多发生于绝经期前后的女性，35岁以上的女性多引发卵巢上皮性癌，35岁以下者多发生生殖细胞类恶性肿瘤。

1.开展定期普查，尽早发现卵巢癌。

2.如果卵巢出现实性肿块或大于6厘米的囊肿，应立即进行手术切除。

3.月经初潮前和绝经后女性，有卵巢性肿物，应考虑为肿瘤。生育年龄女性有小的附件囊性肿块，观察两个月未见缩小者应考虑为肿瘤。在观察期间肿物的体积不断增大的女性患者应考虑随时进行手术治疗。

4.在进行盆腔手术的同时，应仔细检查一下双侧卵巢是否有病变。

健康悄悄话：

癌症早期发现是提高治愈率的关键。但由于早期肿瘤的症状、体征不明显，或者只是有一些缺乏特异性的一般表现，因此，只能

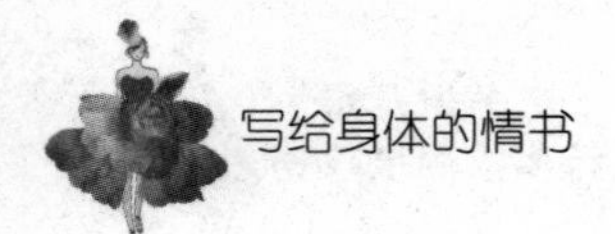

通过定期筛查早发现。女性一定要有定期筛查妇科肿瘤的健康意识。乳癌、甲状腺癌、黑色素瘤、宫颈癌和结肠癌在20~39岁女性中是发病率最高而且在不断攀升的5种癌症。我们需要全面认识一下这些身边的“恶魔”，并击败它们。

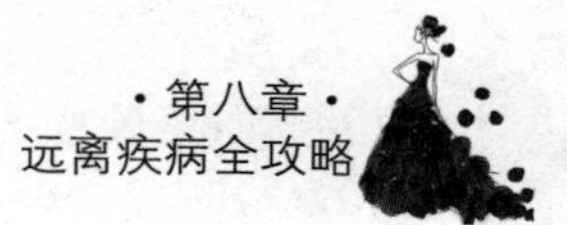

§做无炎症的清爽女人

女性的私处是一个神秘而脆弱的花园，需要特别的呵护。如果护理不当，它就会为女性朋友惹来让人沮丧又尴尬的问题。那么，我们就要予以重视，以免炎症对自身的健康造成更大的伤害。

一般来说，妇科病的早期都有一些症状和信号，女性在平时必须多留意，许多妇科疾病都可以做到自我早期发现，从而利于疾病的防治。

阴道炎的预防和治疗

阴道炎是女性最常见的生殖道炎症，各年龄阶段的女性都可能患阴道炎。由于该病容易反复发作，会给患者的工作、生活或者学习带来严重的影响。阴道炎是由病原微生物（包括淋病双球菌、真菌、滴虫、念珠菌等）感染而引起的。阴道炎根据年龄和感染源的不同，分幼儿性阴道炎、老年性阴道炎、萎缩性阴道炎、细菌性阴道炎、滴虫性阴道炎和真菌性阴道炎等。那么我们该如何预防呢?

1. 要注意个人卫生，保持良好的卫生习惯，另外做到每天都清洗自己的私处，防止产生细菌感染阴道。另外，在清洗阴道时，要注意不要用过酸的私处清洁液，以免给阴道带来伤害。

2. 保持外阴清洁，性生活前双方要彻底清洗外阴，避免多性伴，使用避孕套也是预防阴道炎的好方法之一。

3. 如果是真菌性阴道炎，则需要我们和自己的性伴侣每晚睡前用小苏打水清洗外阴，外阴涂抹达克宁霜。男士注意清洗包皮和龟头下的部位。

4. 女性有脚气的要治疗。袜子、内裤要分开洗，床单、内裤要经常煮沸消毒并曝晒。

5. 如果是单纯性阴道炎（细菌性阴道炎），女性在每晚清洗外阴后要上一些阴道栓剂。除了单纯性阴道炎之外，性伴侣也需要接受治疗，这样才可能治愈。

盆腔炎的预防

盆腔炎是一种常见的妇科疾病，是指女性上生殖道发生的一组感染性疾病，主要包括子宫内膜炎、输卵管炎、输卵管卵巢脓肿、盆腔腹膜炎。可能是某一个部位出现炎症，也可能几个部位同时感染炎症，其中以输卵管炎、输卵管卵巢炎最常见。在正常情况下，女性生殖系统的自然防御功能能够有效地抵御细菌的入侵，只有当机体的抵抗力下降，或由于其他原因使女性的自然防御功能遭到破坏时，才会可能导致盆腔炎的发生。盆腔炎性疾病多发生在性活跃期、有月经的妇女，初潮前、无性生活和绝经后的妇女很少发生盆腔炎性疾病，即使发病，也常常是邻近器官炎症的扩散。那么，我们该如何预防呢？

1. 积极接受公共卫生教育，提高对生殖道感染的认识，了解预防感染的重要性。

2. 注意性生活卫生，减少性传播疾病的发生。

3. 患者需要进行妇科手术时，应到信誉高、技术水平好的医院就诊，

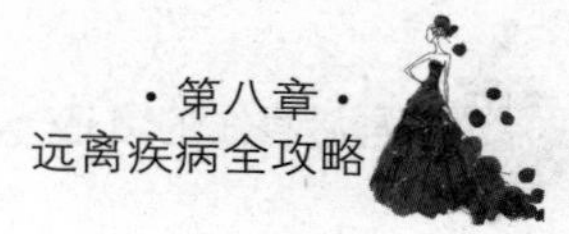

并做好术前准备。

4. 及时治疗下生殖道感染。

5. 及时治疗盆腔炎性疾病，防止后遗症发生。

6. 患者要解除思想顾虑，增强治疗的信心，增加营养，锻炼身体，注意劳逸结合，提高机体抵抗力。

健康悄悄话：

妇科病种类多样，大体可分为炎症、创伤、功能性失调、肿瘤和畸形等，主要是在外阴、阴道、子宫颈、子宫体和输卵管以及卵巢部位发生。由于患病部位不同，症状表现也不同，有些疾病病因复杂，症状表现也很复杂。

§小心呵护胸前风景

自出生起，女性乳房的发育将经历新生儿期、幼儿期、青春期、性成熟期、妊娠期、哺乳期以及绝经期等不同时期。由于不同时期机体内分泌激素水平有所变化，所以乳房的发育和生理功能也在不断变化，且各具特色。

发育良好的乳房，的确会给女性锦上添花，使其美上加美。因此，女性朋友要小心呵护胸前的风景。

女性怎样使乳房更健美

乳房是由乳腺和脂肪等组织构成的，紧贴于胸大肌的表面。乳房的大小不但与乳腺的数量、胸肌的发达与否有关，更与脂肪积聚的多少有关。所以，要想使乳房发育得更健美，必须从增加胸肌群的紧张性、乳腺的数量和促进脂肪在乳房蓄积三方面来采取措施。

1. 营养。人们可以发现，瘦人的乳房往往较小，而胖人则乳房较大，这就是体内脂肪多并存积于乳房的缘故。因此，女性在乳房发育期和发育期后都必须注意营养素的补充。饮食方面要多吃些高蛋白的优质食物，如瘦肉、鱼、蛋及乳类，保证足够的糖类和适量的脂肪，还要经常食用新鲜的蔬菜和水果，这样才能保证有充足的养料来促进乳房的发育和完善乳房

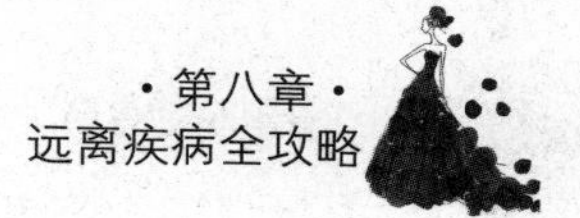

的形态。

2. 锻炼。健是美的基础，只有健康才能显示出美。女性需要通过日常锻炼来加强乳房韧带的韧性和胸肌群的弹性，这是保持乳房健美十分有效的方法。经常参加体育锻炼或运动，有利于机体内分泌平衡，对于保持乳房的丰满外形是很重要的。同时，可以进行一些增强胸部肌肉群的运动，如游泳，游泳时上肢活动量大，呼吸深而有节奏，加上水的阻力，就好像是胸部肌肉群在进行负重练习，是健美乳房的一种简便有效的方法。此外，还可做俯卧撑、拉簧扩胸等锻炼。只要持之以恒，定能收效。

3. 乳房按摩。按摩可促进胸肌群的活动，增加其张力，而且通过皮肤直接刺激乳腺，使乳腺发达，起到隆胸挺乳的作用。

“美乳”要从小事做起

1. 洗澡时的水温以略高于人体温度即 40℃左右为宜。洗澡时避免用热水刺激乳房，更不要在热水中长时间浸泡，否则会使乳房的软组织松弛，引起皮肤干燥。

2. 出浴前可用稍凉的水冲洗乳房，目的是使乳房及胸部皮肤得到锻炼，增强其弹性。出浴后再用护肤液从乳头开始呈圆形向外擦。女性的背部与乳房的健美关系密切。走路时背部平直，乳房自然就会挺起。

3 . 选择文胸以不使乳房有压迫感为宜。在乳房发育过程中要适时佩戴文胸。戴文胸不仅可以使体态更加健美，而且还有利于乳房的发育和疾病的预防。

戴文胸是有学问的。首先，文胸的型号要与乳房大小相适应，过紧了会压迫乳头，使乳头下陷。处于发育期的女性随着乳房的发育，要及时更

换型号适合的文胸。其次，文胸的材料不要太硬，要柔软、有承托力和一定的透气性能，以薄棉布较好；文胸的背带最好不要窄于2厘米，以免损伤皮肤，也不能过短过紧，最好有松紧带或调节纽。当参加运动时，可以调节得略紧一些，运动后可以适当放松一些。

晚上睡觉时要把文胸脱下来，这样可以使乳房、胸部和背部的肌肉得到放松，有利于机体的局部血液循环。这里要注意的是：文胸要经常换洗，并最好在阳光下晾晒，以使其保持清洁卫生。

4. 适量吃些鱼、肉和乳制品，可以增加少量脂肪，保持乳房的丰满。

乳房的保健需注意以下几点：

1. 保持正确的坐姿。人长时间斜靠或趴在办公桌上，可使双侧乳房受桌沿等硬物的压迫，受压时间超过1.5小时，可干扰乳腺内部的正常代谢。

正确的坐姿是保持上身基本挺直，胸部距离书桌10厘米，使胸背肌张力均衡，这对提高伏案工作效率、保护乳房的正常生理功能很有益处。

2. 适当做一些扩胸、深呼吸和甩手、转腕等运动。这样可有效地使乳房以及周围肌群参与运动，防止胸部组织尤其是双侧乳房的“老化”。

有条件的女性还可以做上十几分钟的双侧乳房按摩，这样不仅能增进胸部肌肉的协调活动，而且还可以扩张血管，减少血流的瘀滞，加快静脉血液的回流。

3. 低脂高纤的饮食习惯，多食用谷类、蔬菜及豆类等食物有利于预防乳腺癌。

4. 不吃高盐食物，高盐食物容易使乳房肿胀，最好在月经来之前的7~10天避免食用高盐食物。

5. 穿稳固的文胸，稳固的文胸除了可防止乳房下垂外，还可以缓解或

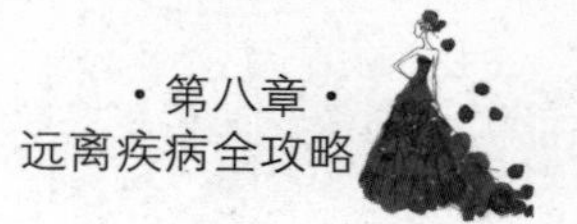

消除已受压迫的乳房的不适症状。

6. 避免使用利尿剂。利尿剂有助于减轻乳房的肿胀。但过度使用利尿剂会导致钾的流失，破坏电解质的平衡，影响葡萄糖的形成，对乳房的健康不利。

7. 热敷乳房。热敷乳房是一种传统的中医疗法，可用热敷袋或洗热水澡等方式缓解乳房疼痛。冷、热敷交替法对消除乳房的不适症状效果更好。

8. 防止肥胖过度。肥胖的女性减轻体重将有助于缓解乳房的肿痛。

9. 切忌滥用药。有的人希望通过吃些消炎药或是抗生素类药来减轻乳房的胀痛。其实这是一种错误的、危险的做法。这里需要提醒的是：乳房有胀痛等症状时，切记不能使用局部性的类固醇消炎剂。

健康悄悄话：

女性朋友必须注意自我心理调适，放松精神，少生气，保持情绪稳定，维护自身内分泌循环的畅通和平衡。在饮食方面也需格外注意，少吃油炸烧烤类食品、动物脂肪、甜食及过多进食滋补食品。养成良好的生活习惯，保持生活规律、劳逸结合，这样才能保持乳腺健康。